U0243688

医学精萃系列

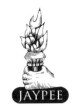

DIABETIC RETINOPATHY

糖尿病性视网膜病变

（意）B. 伦布罗索　　M. 里斯波利　　M.C. 萨瓦斯塔诺　　著
Bruno Lumbroso　　Marco Rispoli　　Maria Cristina Savastano

解正高　主译

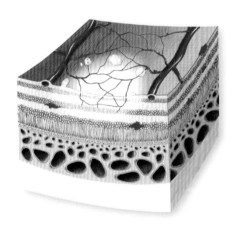

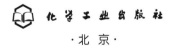

·北京·

本书是糖尿病性视网膜病变的简明诊疗指南。全书分为十章，首先简明扼要地介绍了糖尿病性视网膜病变的基础知识，然后讲述了如何解读荧光素眼底血管造影、传统的断层OCT、*en face* OCT图像及最新的OCT血管成像；并描述了背景期、非增生期和增生期视网膜病变的不同特征。

本书是眼科医师诊断和治疗的重要指南。

图书在版编目（CIP）数据

糖尿病性视网膜病变/（意）B. 伦布罗索，（意）M. 里斯波利，（意）M. C. 萨瓦斯塔诺著；解正高主译. —北京：化学工业出版社，2018.5
（医学精萃系列）
书名原文：Diabetic Retinopathy
ISBN 978-7-122-31633-2

Ⅰ.①糖… Ⅱ.①B…②M…③M…④解… Ⅲ.①糖尿病-并发症-视网膜疾病-诊疗 Ⅳ.①R587.2②R774.1

中国版本图书馆CIP数据核字（2018）第040738号

Diabetic Retinopathy /by Bruno Lumbroso, Marco Rispoli, Maria Cristina Savastano
ISBN 978-93-5152-898-2

Copyright© 2015 by Jaypee Brothres Medical Publisher. All rights reserved.

Authorized translation from the English language edition published by Jaypee Brothres Medical Publisher

本书中文简体字版由Jaypee Brothres Medical Publisher授权化学工业出版社独家出版发行。

未经许可，不得以任何方式复制或抄袭本书的任何部分，违者必究。

北京市版权局著作权合同登记号：01-2018-1456

责任编辑：杨燕玲　　　　　　　　　　　　　　装帧设计：史利平
责任校对：王　静

出版发行：化学工业出版社（北京市东城区青年湖南街13号　邮政编码100011）
印　　装：北京瑞禾彩色印刷有限公司
710mm×1000mm　1/16　印张7¼　字数130千字　2018年5月北京第1版第1次印刷

购书咨询：010-64518888（传真：010-64519686）　　售后服务：010-64518899
网　　址：http://www.cip.com.cn
凡购买本书，如有缺损质量问题，本社销售中心负责调换。

定　　价：99.00元　　　　　　　　　　　　　　　　版权所有　违者必究

翻译人员名单

主　　译　解正高

副 主 译　陈　放

翻译人员（以姓氏拼音为序）

陈　放　扬州大学附属苏北人民医院眼科

初笑冉　大连医科大学

胡呵呵　大连医科大学

夏　颖　扬州大学附属苏北人民医院眼科

解正高　扬州大学附属苏北人民医院眼科

张　铭　徐州市第一人民医院眼科

张　野　扬州大学附属苏北人民医院眼科

中文版前言

目前，糖尿病已成为一个突出的公共卫生问题，严重影响了患者的生命与健康。糖尿病引起的眼部并发症几乎可累及整个眼球，其中临床上最为常见的是视网膜病变，可造成不可逆的视力丧失。在我国各级医院经常会遇到严重增生性糖尿病性视网膜病变，甚至已发生新生血管性青光眼的患者，治疗非常棘手，尽管花了很多治疗费用，但最终治疗效果却无法令患者满意。糖尿病性视网膜病变给社会、家庭及患者本人造成了极大的经济和精神负担。所有眼科医师都应该掌握糖尿病性视网膜病变的临床特征及处理原则，尽早进行筛查并给出正确的处理方案。

现国内虽已有较多关于眼底病的专著，但是，由意大利 Bruno Lumbroso 医生等共同编写的这本专著，以精炼的文字表述配以非常精美的三维模式图，直观形象地介绍了糖尿病性视网膜病变的发病机制、病理改变及各期病变的临床特征。本书借助于先进的影像学检查手段，如荧光素眼底血管造影、光相干断层扫描、OCT 血管成像等描述了病变的特征性改变，非常有利于初入眼科专业的医师和医学生的理解和掌握。真诚地希望这本中文译本给中国眼科医师的学习带来一点帮助，也希望能为中国糖尿病性视网膜的防治贡献我们的绵薄之力！愿世界多一点光明，少一点黑暗！

在本书的翻译校对过程中，所有参与者都竭尽所能，仔细斟酌，力图让读者能流畅通读，并能正确掌握书中的知识，他们认真严谨的治学态度令我非常感动！但由于时间较为仓促，以及英文水平有限，文中必定有译意不到位之处，真诚恳请读者批评指正，以期共同进步！

感谢化学工业出版社的工作人员为本书顺利出版付出的辛勤劳动！

解正高

扬州大学附属苏北人民医院眼科

2017 年 12 月 15 日

原著前言

糖尿病既是许多国家的主要致盲原因之一，也是劳动人口中发生严重视力丧失的主要原因之一。在大多数工业化国家中，约有4%的人口患有糖尿病，且全世界罹患糖尿病的人数呈逐年上升趋势。糖尿病性视网膜病变是一个社会、医学和经济等多方面需要重点解决的问题。遗憾的是，我们仍能看到有许多进展期糖尿病性视网膜病患者由于疾病发现太迟而难以治疗。

本书配有大量手工绘图、荧光素眼底血管造影、矢状位和冠状位的OCT影像及最新的OCT血管成像图片。本书首先简明扼要地介绍了糖尿病性视网膜病变的流行病学、发病机制及疾病分类方面的基础知识。然后讲述了如何解读荧光素眼底血管造影、传统的断层OCT、*en face* OCT图像及最新的OCT血管成像；并描述了背景期、非增生期和增生期视网膜病变的不同特征。多年来，我们一直致力于传授视网膜影像分析和解读的逻辑方法。疾病的诊断必须是以循证推理过程为基础的，我们也必须以合理的方法来解读视网膜影像。

书中配有表格和流程图，以便于指导疑难病例的诊断。现有理论的局限及个体思维逻辑的不足，有时可能会导致无法确定准确的诊断。本书阐明了如何利用简单而有逻辑的方法去分析解读糖尿病性视网膜病变的影像。

感谢美术家Donata Piccioli为本书提供了大量生动形象的绘图！

Bruno Lumbroso

Marco Rispoli

Maria Cristina Savastano

目 录
CONTENTS

第 1 章

糖尿病

糖尿病是一种因胰岛素分泌绝对或相对不足导致系统性代谢紊乱的疾病，其特征为血糖水平的升高。

1997～1998年，美国糖尿病协会（ADA）和世界卫生组织（WHO）提出了关于糖尿病的两大革新点。

① 基于糖尿病的发病机制的新的分型，而以前是根据是否依赖外源性胰岛素进行分型。

② 糖尿病诊断方法的改变，新的诊断方法主要根据空腹血糖值（空腹血糖值从7.8mmol/L降至7.0mmol/L，即从140mg/dl降至126mg/dl）。

■ 糖尿病的分型

以往糖尿病的分型仅仅依据治疗方式的不同，将其分为胰岛素依赖型和非胰岛素依赖型，但是当考虑到每个类型的亚型时，这种分型就变得很复杂。

新的糖尿病分型以糖尿病发病的病理机制为主要依据。根据这一新的分类方式，将糖尿病分为4型（1型和2型为最常见、最有代表性的类型）（表1-1）。

表1-1 糖尿病的新型分类

1型：由于免疫介导或特发性"胰岛素绝对不足"、胰岛B细胞功能受损而导致的各种类型的糖尿病
2型：由于"胰岛素抵抗"伴"胰岛素相对缺乏"或者分泌不足而导致各种类型的糖尿病
3型：基因缺陷导致B细胞和胰腺外分泌功能紊乱而导致的糖尿病（如囊样纤维化）
4型：妊娠糖尿病，是指妊娠期胰岛素的分泌不能满足孕期需求的增加，表现为胰岛素抵抗所致的糖尿病，其他方面表现均正常

这一分型方式解释了4种类型糖尿病发病机制的异质性：细胞损伤导致的胰岛

素的绝对不足，胰岛素的相对缺乏（主要是成人糖尿病），胰岛细胞功能基因缺陷导致胰岛素的低效以及妊娠糖尿病。

糖尿病常常引起慢性致残性并发症，主要累及眼、肾、外周神经系统和心血管系统。

第2章

糖尿病性视网膜病变

■ 发病率和患病率

糖尿病是工业化国家中致盲及导致劳动人口视力严重下降的主要原因之一。在大多数工业化国家，约有4%的人口患有糖尿病。

数年前，糖尿病被分为以下两型：

· 1型 胰岛素依赖型糖尿病，主要发生在年轻人，通常源于胰腺损伤。

· 2型 非胰岛素依赖型糖尿病，主要发生在老年人，常常具有遗传倾向。目前使用的分型详见第3章。

■ 患病率

在工业化国家中糖尿病的患病率约为3% ～ 4%，而且随着年龄的增长患病率也在增加。其中约1/10为1型糖尿病。此外，1/3 ～ 1/2的2型糖尿病患者由于症状不典型而未能诊断。据世界卫生组织（WHO）预测，由于欧洲人口的老年化、久坐和不健康的饮食习惯，预计到2025年糖尿病患者的数量将增加1倍。

30% ～ 50%的糖尿病患者合并有视网膜病变，而且每年有1%的患者出现严重视力障碍。导致糖尿病性视网膜病变的早期发病和进展加速的主要危险因素如下：

· 糖尿病病程。

· 高的血糖水平。

· 高血压。

在糖尿病病程达10 ～ 20年的人群中，约越过30%的人合并糖尿病性视网膜病变。这一比例会随着糖尿病病程的延长而增加（图2-1）。

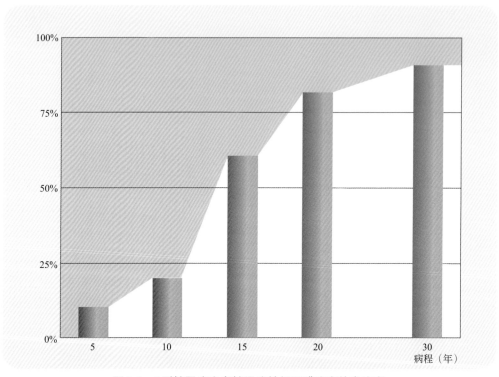

图2-1 2型糖尿病患者糖尿病性视网膜病变的发病率

这类人群中约10%为增生性糖尿病性视网膜病变，可能会很快出现失明。而剩余90%的非增生性视网膜病变人群中也有很大比例会发生视力的严重下降。

在工业化国家，4%～15%的盲人患者患有糖尿病。其余的糖尿病人群，随着疾病的发展几乎都会出现视网膜病变。非增生性视网膜病变更常见于成年糖尿病患者，增生性视网膜病变通常发生于青少年糖尿病患者，但也有可能发生于成人糖尿病患者。这两类视网膜病变的发生均与疾病病程有关，如果血糖控制不好，则更易发生。

视网膜的病变最早可见于5年糖尿病病程的人群，10年以上糖尿病病程的人群发生率更高。10年糖尿病病程的患者，有20%的人出现视网膜病变，15年病程的糖尿病患者发病率为60%，而30年病程的糖尿病患者发病率为90%。

遗憾的是，仅有极少部分糖尿病患者一生都不出现视网膜病变。

■ 流行病学

糖尿病性视网膜病变是糖尿病患者眼部的重要并发症，是工业化国家的工作群体法定盲的主要病因。本病往往发展至晚期才出现症状，而此时视网膜病变已非常严重，导致治疗效果较差。在发展中国家，糖尿病性视网膜病变亦逐渐成为法定盲和劳动人口低视力的主要原因。

至少30%的糖尿病患者患有糖尿病性视网膜病变，而且每年约1%患者出现严重视网膜病变。视网膜并发症的较早发生和快速进展的主要危险因素有：糖尿病病程、糖代谢紊乱、血压控制不佳及血脂异常。不仅高血糖与糖尿病性视网膜病变的发生和加重有关，频繁的低血糖对疾病的发生也有影响。此外还有一个重要因素是基因易感性，这一点可以解释糖尿病性视网膜病变发生和发展的差异性。

■ 预后

需要强调的一个重要问题是，出现增生性视网膜病变的患者死亡率较高，25%的患者在发病后2年内死亡，50%的患者在发病后5年内死亡。

■ 治疗

目前针对糖尿病性视网膜病变已有疗效确切的治疗方案，能够预防糖尿病性视网膜病变导致的视力损害和失明。因此，认识糖尿病性视网膜病变的发病机制和进展原理是很重要的，同时，应尽早给予抗血管生成药物和激光光凝治疗。

第3章

糖尿病性视网膜病变分型

2001年，美国眼科学会（AAO）提出新的糖尿病性视网膜病变分型方案，并于2003年2月份正式通过并执行。

尽管新的分型对糖尿病性视网膜病变的黄斑水肿的临床和病理做了详细描述，但目前仍没有一种分类方案考虑到由光学相干断层扫描（OCT）获得的实际数据资料（表3-1）。如果将OCT获得的实际数据资料添加到分型中，就可以更准确地对糖尿病性视网膜病变，尤其是黄斑水肿患者的后极部视网膜进行评估。

表3-1 糖尿病性视网膜病变旧分型和新分型的比较

2001年前的分型（糖尿病性视网膜病变早期治疗研究小组）	
背景型	
非增生型	
增生型	
黄斑水肿/无黄斑水肿	
美国眼科学会（AAO）新分型（2001）	
临床分期	*视网膜病变*
轻度非增生性糖尿病性视网膜病变	仅有少量微血管瘤
中度非增生性糖尿病性视网膜病变	微血管瘤及少量视网膜内微出血
重度非增生性或增生前糖尿病性视网膜病变	4个象限内大量视网膜微出血；弥漫性静脉改变；一个或多个象限IRMA；无新生血管生成
增生性糖尿病视网膜病变	新生血管形成；视网膜前或玻璃体积血；虹膜红变；新生血管性青光眼；牵拉性或孔源性视网膜脱离
黄斑病变	
无临床意义黄斑水肿	视网膜中央凹500μm以外硬性渗出
轻度临床意义黄斑水肿	视网膜中央凹500μm以内后极部少量硬性渗出
中度临床意义黄斑水肿	未累及视网膜中心凹的硬性渗出
重度临床意义黄斑水肿	累及中心凹的大量硬性渗出；中央凹视网膜增厚＞1DD
缺血性黄斑病变	中心凹无血管区（FAZ）扩大

IRMA—视网膜内微血管异常。

第4章

糖尿病性视网膜病变发病机制

糖尿病性视网膜病变是糖尿病微循环损伤表现之一，形成于三大主要因素：

- 血管壁损伤。
- 血流改变。
- 血小板改变。

这些因素和一些其他次要因素共同促成了糖尿病性视网膜病变的临床改变：因毛细血管壁改变和毛细血管阻塞继而导致渗出、视网膜缺血（表4-1）。

表4-1　糖尿病性视网膜病变的发病机制

血管壁的损伤
基底膜增厚
内皮细胞之间连接的改变
周细胞的变化
血-视网膜内屏障的改变
血流的改变
血黏度增加
红细胞顺应性降低
红细胞过度聚集
纤维蛋白溶解降低
血小板的改变
聚集增加
黏附增加

■ 渗出

血管壁损伤、血管通透性增加及血流的改变导致了渗出，并随之发生水肿。水肿在临床上表现为视网膜增厚，由视网膜内液体扩散引起，荧光素眼底血管造影时可出现明显荧光渗漏。

■ 血管壁损伤

正常毛细血管壁是由内皮细胞、壁细胞或周细胞组成。当发生糖尿病性视网膜病变时，内皮细胞无法继续发挥其血-视网膜屏障作用，毛细血管通透性增加，阻力减小，血管基底膜增厚，周细胞发生改变。见流程图4-1。

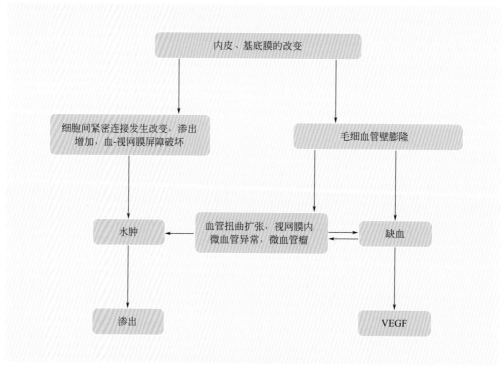

流程图4-1　血管壁的损伤

毛细血管壁伸展、膨胀引起局部扩张（微血管瘤）和/或不规则的"腊肠"样或"串珠"状改变。以程度不一的管腔扩张为特征，形成视网膜内微血管异常（IRMA）。最初，液体通过病变的高通透性血管壁漏出产生水肿，随着损伤的加重，血细胞漏出形成出血。此外，毛细血管扩张引起血流减速。糖尿病性黄斑水肿首先在外丛状层形成间质性水肿，但同时也会发生细胞内水肿。因而，水肿是由淤血、渗透性改变和局部缺血等原因共同导致的（流程图4-2和流程图4-3）。

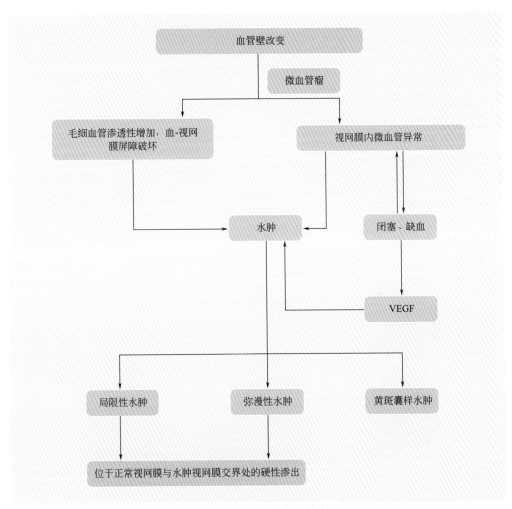

流程图4-2　视网膜水肿的产生

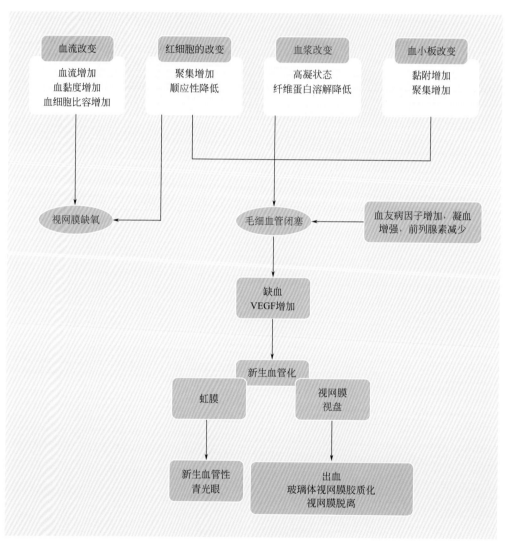

流程图4-3 视网膜缺血

■ 血流改变

血浆和红细胞均发生改变：由于肝合成纤维蛋白原和 α₂ 球蛋白增多，血细胞比容上升和血黏度增加；血浆蛋白含量随着纤维蛋白溶解而减少。这些改变导致红细胞集聚（出现血沉现象）。这些改变可能引起毛细血管内血栓形成，使得梗死处的上游血流淤滞，下游无灌注。见流程图4-4。

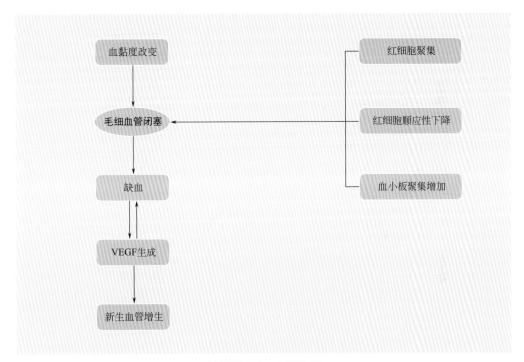

流程图4-4　血流改变

■ 缺血

缺血是由于血小板功能异常和小动脉改变导致血管阻塞而引发的。

上文提到的血流改变也是缺血的原因之一。

缺血会引起血管内皮生长因子（VEGF）分泌增加。

■ 血小板的改变

有两种异常会影响血小板功能：聚集增多和黏附增强。主要是由于血栓素A_2和血友病因子的增加及环前列腺素的减少引起的。这些血管腔壁和血流动力学的异常引起毛细血管阻塞，产生无灌注区和局部缺血（流程图4-5）。

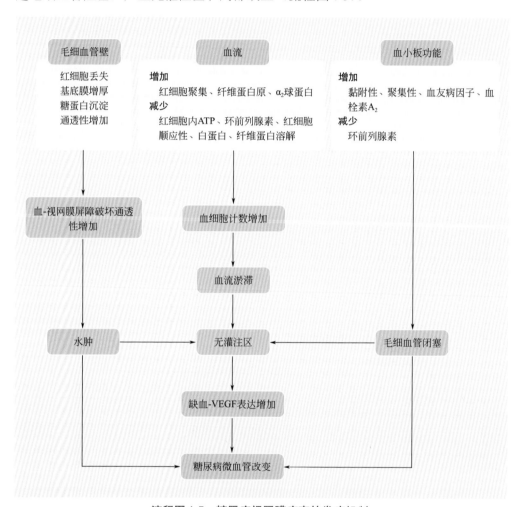

流程图4-5　糖尿病视网膜病变的发病机制

■ 小动脉改变

小动脉同样参与了糖尿病性视网膜病变的疾病过程。血浆糖蛋白、脂质和纤维蛋白原渗入小动脉壁。小动脉的透明样变进一步降低毛细血管血流速度，加重视网膜缺血。

■ VEGF 促进新生血管的生成

VEGF 是和缺氧密切相关的一种生长因子，在视网膜病变早期即被释放，会引起白细胞黏附、毛细血管灌注减少。VEGF 是新生血管生成的预兆，它会导致视网膜、玻璃体、视盘和虹膜上的新生血管生成。在增生性视网膜病变中，缺血区最初出现在中周部视网膜，但新生血管出现的位置可以靠近缺血区域，也可以在缺血区的远处，如视盘和房角。在血管增生的过程中，生长激素有可能也起着一定作用。

新生血管的管壁通常仅由单层细胞组成，非常脆弱，因而易反复出血。

■ 基因因素

无论是胰岛素依赖型糖尿病还是非胰岛素依赖型糖尿病，基因因素对糖尿病性视网膜病变发病的影响均被证实，超过2D（屈光度）的近视可对抗这种遗传倾向。彩图详见图4-1～图4-9。

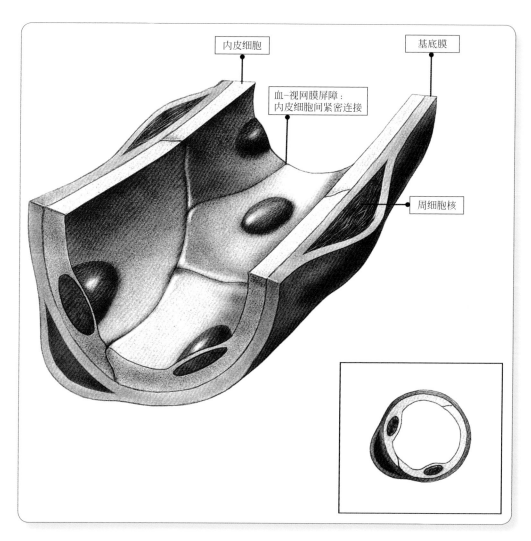

内皮细胞

基底膜

血-视网膜屏障：
内皮细胞间紧密连接

周细胞核

图4-1　正常毛细血管

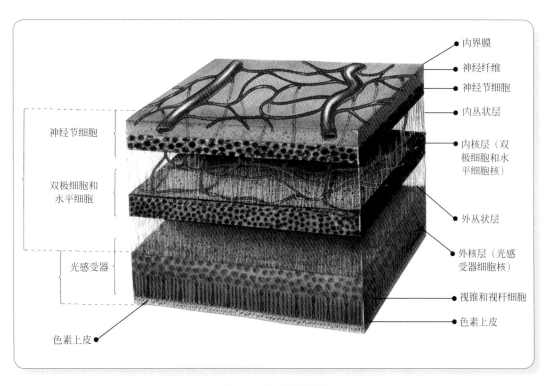

神经节细胞

双极细胞和水平细胞

光感受器

色素上皮

内界膜
神经纤维
神经节细胞
内丛状层
内核层（双极细胞和水平细胞核）
外丛状层
外核层（光感受器细胞核）
视锥和视杆细胞
色素上皮

图4-2　正常视网膜

视网膜动脉供血区域：毛细血管形成两层紧密相连的毛细血管网，即浅层毛细血管和深层毛细血管。越往视网膜周边部，毛细血管越稀疏。外层视网膜由脉络膜提供营养

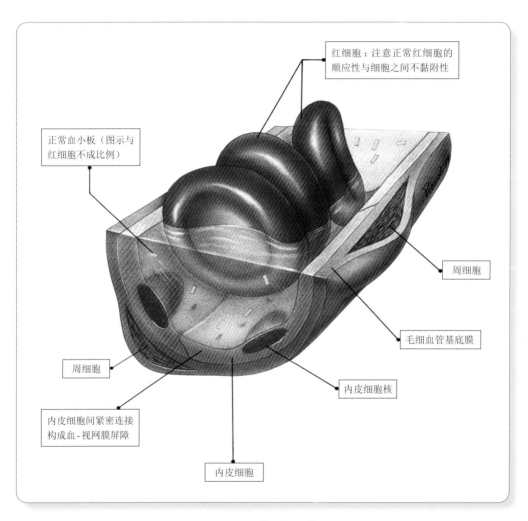

图4-3　正常毛细血管

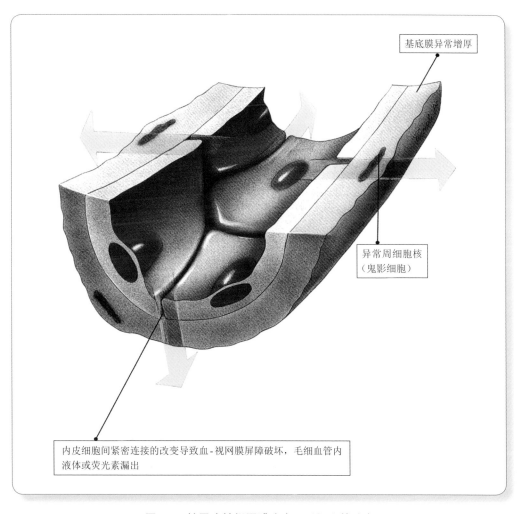

基底膜异常增厚

异常周细胞核
（鬼影细胞）

内皮细胞间紧密连接的改变导致血 - 视网膜屏障破坏，毛细血管内
液体或荧光素漏出

图4-4　糖尿病性视网膜病变：毛细血管改变

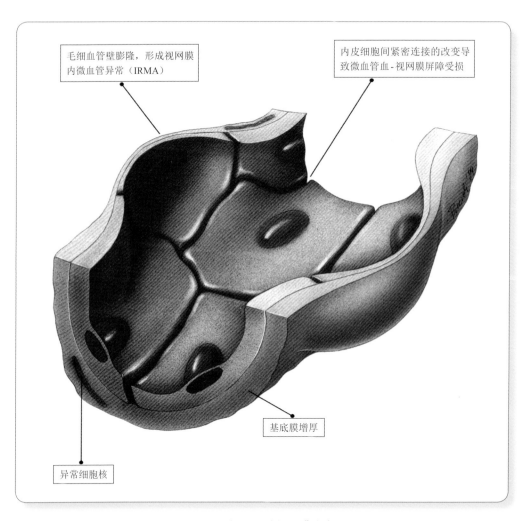

毛细血管壁膨隆，形成视网膜内微血管异常（IRMA）

内皮细胞间紧密连接的改变导致微血管血-视网膜屏障受损

基底膜增厚

异常细胞核

图4-5　糖尿病性视网膜病变

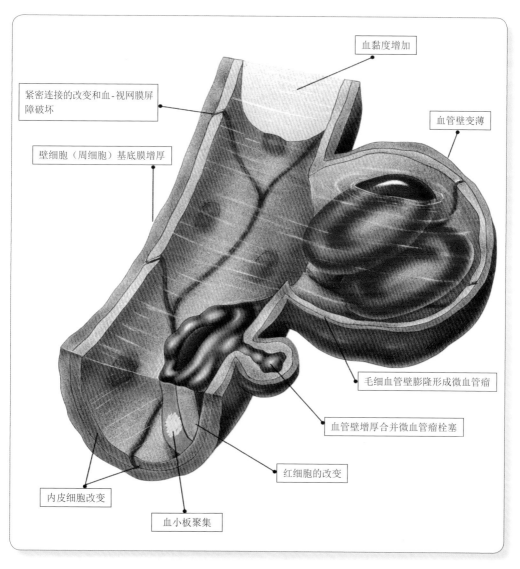

血黏度增加

紧密连接的改变和血 - 视网膜屏障破坏

血管壁变薄

壁细胞（周细胞）基底膜增厚

毛细血管壁膨隆形成微血管瘤

血管壁增厚合并微血管瘤栓塞

红细胞的改变

内皮细胞改变

血小板聚集

图4-6　微血管瘤

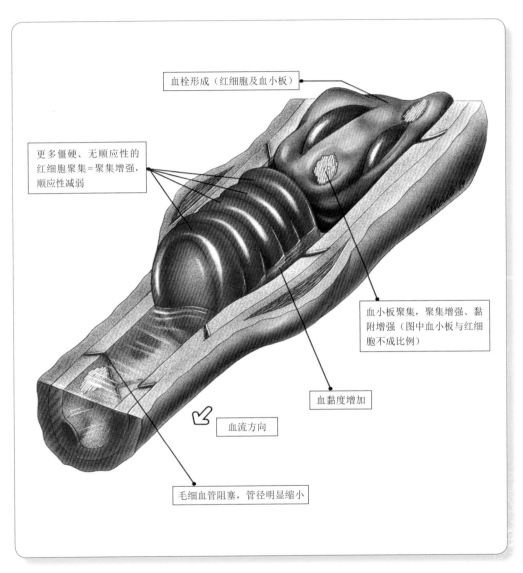

血栓形成（红细胞及血小板）

更多僵硬、无顺应性的
红细胞聚集＝聚集增强，
顺应性减弱

血小板聚集，聚集增强、黏
附增强（图中血小板与红细
胞不成比例）

血黏度增加

血流方向

毛细血管阻塞，管径明显缩小

图4-7 毛细血管阻塞

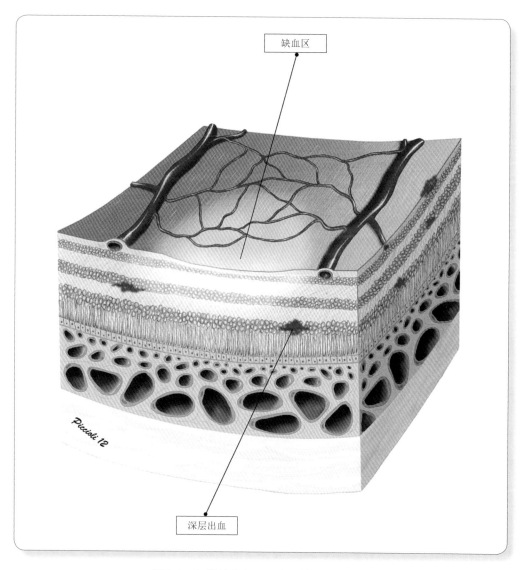

缺血区

深层出血

图4-8 初发缺血区：正常血管和毛细血管

此图显示了位于两根正常血管之间的早期缺血区域，说明了内层视网膜改变和视网膜出血

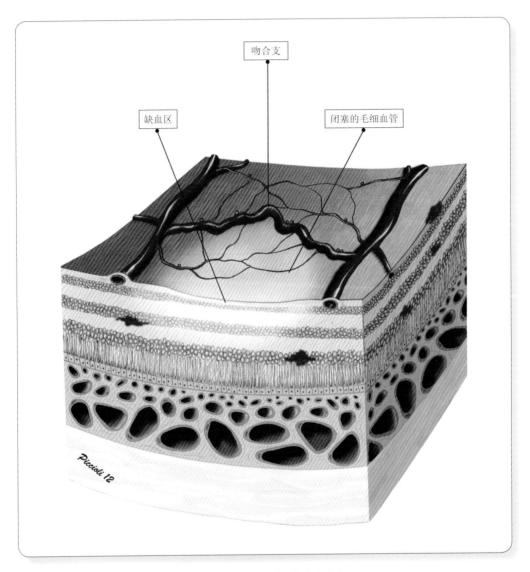

吻合支

缺血区

闭塞的毛细血管

图4-9 缺血区：动-静脉吻合支

动静脉间形成吻合支，部分毛细血管膨隆形成吻合支，其他毛细血管变细或闭塞

第5章

糖尿病性视网膜病变的病理生理

糖尿病性视网膜病变潜在的病理生理机制是氧化应激过程中产生了过量的氧自由基，后者激发了造成糖尿病性视网膜病变的特异性损伤。

事实上，发生高血糖症时，内皮细胞基底膜的糖基化改变会引起小血管的管腔闭合。许多研究证实，高血糖本身并不会引起视网膜血管系统的损伤，尤其对周细胞的损伤，氧化应激才是导致视网膜在形态学上发生严重的、常常是不可逆改变的原因。最近有研究表明，某些视网膜细胞，如Müller细胞和色素上皮细胞对高血糖具有易感性。这些新证据促使学者们开始思考引起糖尿病性视网膜病变早期组织病理学改变的新理论，尤其是关于Müller细胞、色素上皮细胞的旁分泌和伴随的胶质纤维蛋白增加的相关理论。

尽管早期糖尿病性视网膜病变与血-视网膜屏障受损有关，常表现为微血管瘤的形成，但其根本的原因可能在于光感受器的改变。事实上在糖尿病视网膜病变中，光感受器持续需氧，引起氧化应激增强，这又进一步增加了需氧量。该机制导致缺氧的放大，并释放局部因子，从而引起糖尿病性视网膜病变的微循环紊乱。这一理论解释了光感受器变性的患者（视网膜色素变性）糖尿病性视网膜病变的病情较轻的现象。此外，眼部氧化应激反应的增强会导致全身水平的小损伤，如颅脑部位损伤，甚至是糖尿病视网膜病变的主要表现形式。

在非增生阶段，在眼底可以看见以下病变：

- 微血管瘤。
- 微出血和视网膜内出血。
- 硬性渗出。
- 棉絮斑。
- 视网膜内微血管异常（IRMA）。
- 静脉不规则。
- 视网膜水肿。

增生性糖尿病性视网膜病变以新生血管的形成为特征，新生血管的形成可缓解视网膜的无灌注。新生血管壁仅由内皮细胞组成，故非常脆弱，易出血，会导致视网膜前出血及玻璃体积血。视网膜和/或视盘上的新生血管会被起源于视网膜和玻璃体腔内的纤维组织覆盖，这些纤维组织收缩可能导致视网膜牵拉和继发性视网膜脱离。

糖尿病性视网膜病变可出现一种危险的结果，即视网膜组织灌注减少和眼前段新生血管生成，随之继发新生血管性青光眼。

早期视网膜病变和晚期的增生改变均可能继发黄斑损伤，可以是水肿和/或缺血，继而损害视力。

与低氧相关的最重要的炎症因子是血管内皮生长因子（VEGF），其在糖尿病性视网膜病变早期就被释放。它会使视网膜血管失去紧密连接，引起白细胞淤滞，从而使毛细血管灌注降低。

大多数视网膜结构均具有VEGF受体，如Müller细胞、血管内皮细胞、星形胶质细胞、视网膜色素上皮细胞和神经节细胞。这就决定了视网膜各层都可能参与了糖尿病性视网膜病变的发生。

VEGF除了可以造成毛细血管通透性增加而导致液体渗漏外，VEGF的过量产生也是新生血管形成和黄斑水肿的诱因（流程图5-1）。

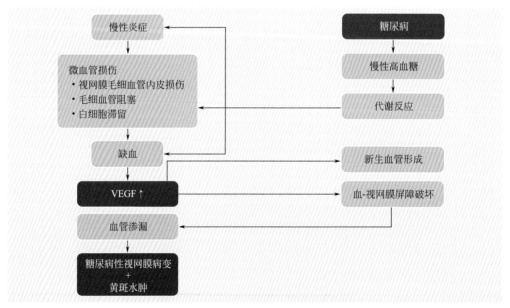

流程图5-1　糖尿病视网膜病变的病理生理过程

在糖尿病性视网膜病变中，除了VEGF外还有很多其他小分子因子被释放，它们也有传递和放大氧化应激信号的能力。在这些分子中，有花生四烯酸的代谢产物、TNF-α和白细胞介素（IL）中的IL-1β和IL-6。

对于有严重进展倾向的糖尿病视网膜病变及各种治疗效的糖尿病视网膜病变，基因易感性是不得不考虑的因素。目前确实存在一些我们无能为力的致病因素。

第6章

糖尿病性视网膜病变自然病程

在本章中我们将阐述一些基本的病变，它们会随时间逐渐进展，最终形成非增生性和增生性糖尿病视网膜病变（流程图6-1）。

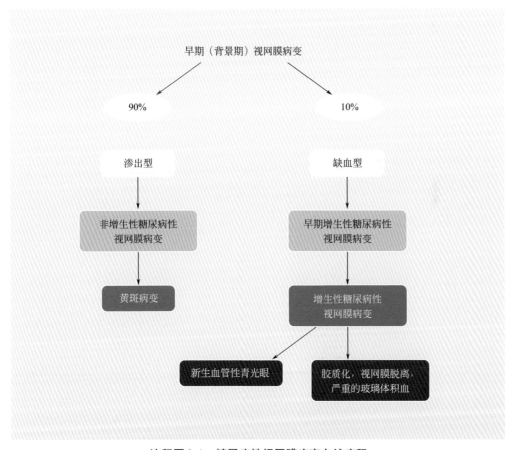

流程图6-1　糖尿病性视网膜病变自然病程

最初很少很轻微的病变，逐渐进展会变得越来越严重。在FFA及OCT血管成像上可以清楚地显示这些病变（流程图6-2和流程图6-3）。

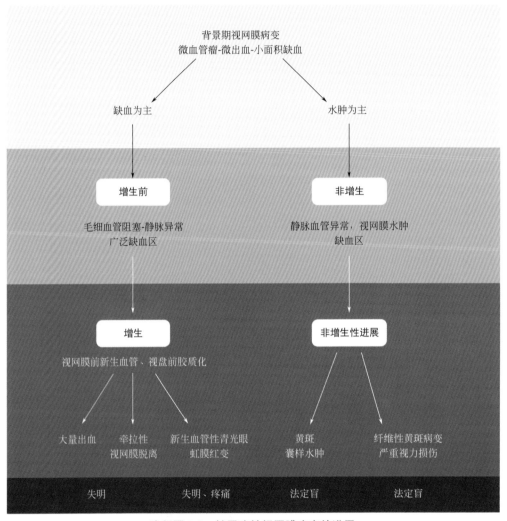

流程图6-2　糖尿病性视网膜病变的进展

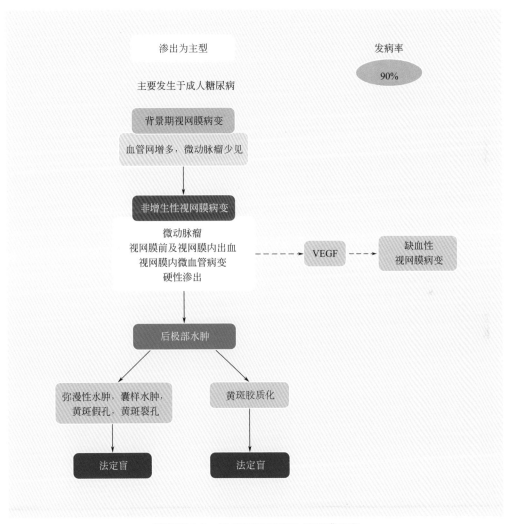

流程图6-3　渗出型糖尿病性视网膜病变

■ 早期视网膜病变：基本病变

见表6-1。

表6-1 糖尿病性视网膜病变中的黄斑病变

1.非囊样或囊样黄斑水肿
2.黄斑毛细血管网缺血
3.玻璃体黄斑牵拉
4.黄斑前或视网膜内出血
5.假孔形成
6.黄斑胶质化

黄斑毛细血管网的改变

黄斑毛细血管网比正常时更明显

黄斑毛细血管的改变出现于病程较早期，在荧光素眼底血管造影上表现很明显。部分毛细血管网不断扩大，而其他一些血管关闭，从而形成了由大而稀疏的血管构成的血管网，同时中心凹无血管区范围变大。当出现缺血区时，病变血管网进一步发展，中央凹周围血管拱环扩大。荧光染料会从病变的血管中渗漏出来，但此阶段是可逆的。OCT血管成像能清晰地显示扩大的无血管区。

微血管瘤

随病程进展，微血管瘤可能会破裂。尽管其他疾病中也会出现微血管瘤，但它仍是糖尿病相关眼病最典型的眼底病变。荧光素眼底血管造影表明微血管瘤的出现与小动脉的阻塞有关，是小动脉损伤的结果。微血管瘤可能单发或成簇出现，常常造成病变血管发生渗漏，导致视网膜水肿及后期出现的硬性渗出。OCT血管成像能清楚地显示出微血管瘤。见图6-1。

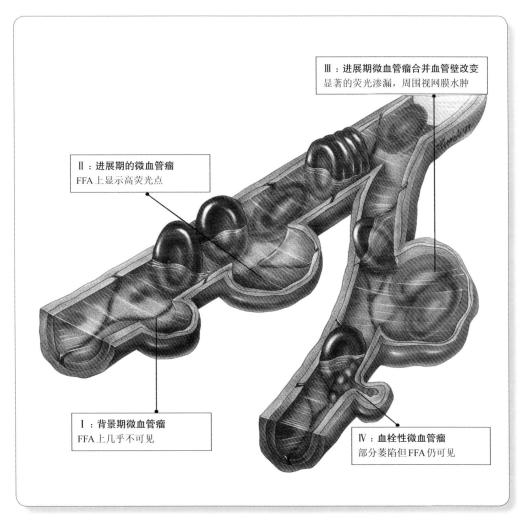

图6-1　微血管瘤的演变

微血管瘤常成簇出现在视网膜缺血区周围，多位于毛细血管的静脉侧。眼底检查显示红点，很难与微出血相鉴别。

FFA呈高荧光点。OCT血管成像可清晰显示微血管瘤

背景期微血管瘤

一些小的早期微血管瘤在眼底镜下很难发现，但在荧光素眼底血管造影上能清晰地显示出来，且无荧光渗漏。微血管瘤可能会增多，也可以从一个地方消失，又出现在其他地方。小的微血管瘤很难在OCT血管成像中观察到。

进展期微血管瘤

进展期微血管瘤能够通过眼底镜检查清楚地观察到；荧光素眼底血管造影可见管壁上的荧光渗漏。当有血流存在时OCT血管成像能清晰地显示。

血栓性微血管瘤

血栓性微血管瘤大小不一，在眼底镜下可见其轻微的不规则黄色管壁，同时造影上有显著的荧光渗漏。血栓性微血管瘤最终会发生萎缩，荧光素不能充盈萎缩的血栓性微血管瘤。

一些作者认为，微血管瘤是发育不全的早期新生血管。OCT血管成像可以清晰显示。

缺血区

视网膜小动脉的改变常常导致显著的缺血性视网膜病变。荧光素眼底血管造影上视网膜缺氧区域表现为荧光的充盈缺损，呈现淡灰色。OCT血管成像可以显示为无血流区域，且无毛细血管（表6-2，流程图6-4，图6-2，图6-3）。

表6-2　糖尿病性视网膜病变中视网膜水肿和黄斑缺血的分类

渗漏
1.局限渗漏：有时环形渗出
2.广泛渗漏：从微血管瘤处
3.广泛渗漏：从毛细血管处
4.黄斑囊样水肿：无中央腔
5.黄斑囊样水肿：有中央腔
缺血
1.局限缺血
2.局限缺血累及黄斑毛细血管拱环
3.广泛缺血：累及后极部视网膜
4.广泛缺血：累及中周部视网膜

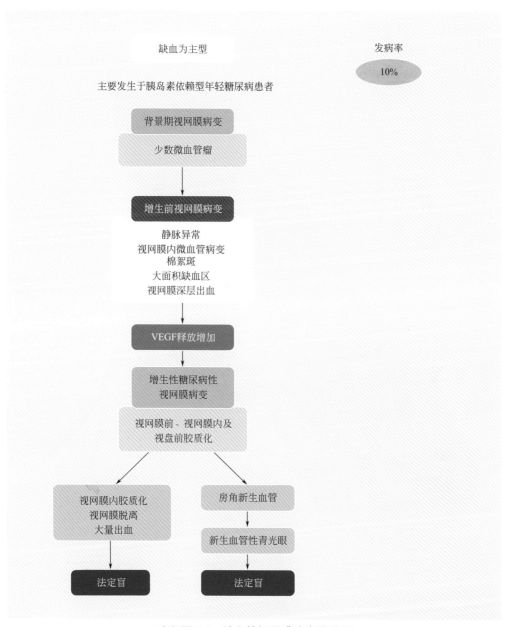

流程图6-4　缺血性视网膜病变的进展

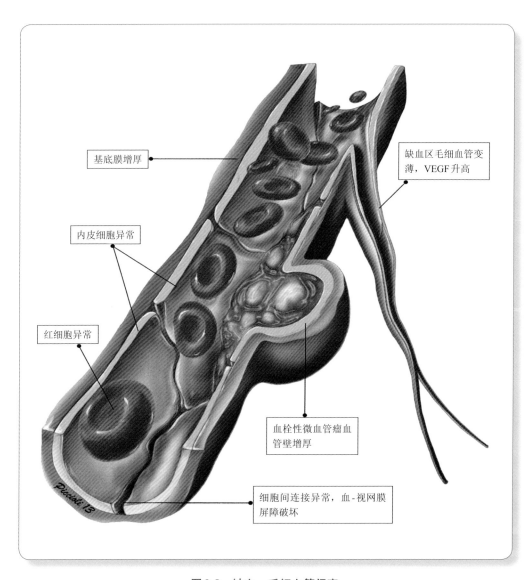

基底膜增厚

缺血区毛细血管变薄，VEGF升高

内皮细胞异常

红细胞异常

血栓性微血管瘤血管壁增厚

细胞间连接异常，血-视网膜屏障破坏

图6-2 缺血：毛细血管闭塞

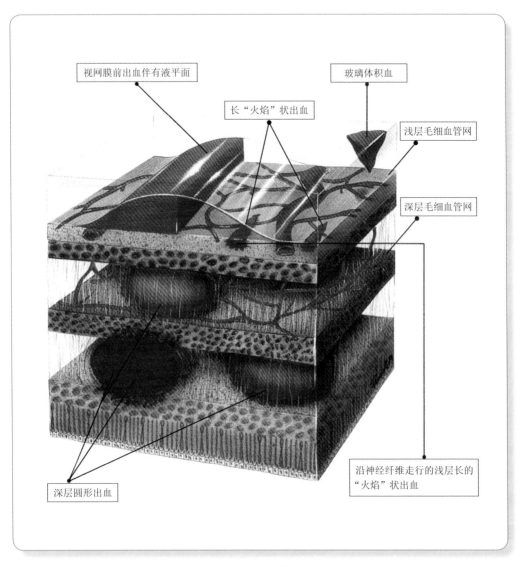

图6-3 视网膜出血

动脉分支的中断

FFA 能显示出很细的动脉毛细血管，我们可以观察到，在视网膜缺血的中央或边缘区域有起源于近似正常动脉的小动脉分支突然中断。在视网膜缺血区域，通过眼底镜检查可见棉絮斑，而在缺血区域边缘，往往是静脉的改变，表现为管腔不规则扩张。此外还可以看到，在深层视网膜出现圆形出血；在缺血区域的外周可有成簇的微血管瘤；经行缺血区的小动脉管壁表现为强荧光着染。

- 出血。
- 视网膜前出血。
- "火焰"状浅层出血。
- 深部圆形出血。

视网膜浅层出血通常是沿着神经纤维走行方向，呈长条形或"火焰"状，而深层出血通常是圆形或不规则形状。视网膜前出血则表现为液平面形成。

深层硬性渗出

硬性渗出是由于脂蛋白在正常视网膜和水肿视网膜的交界处发生沉积而引起的。起初较小，呈淡黄色，边缘锐利。硬性渗出常位于神经节细胞外层，可渗入并损伤视网膜的其他层次结构。当硬性渗出破坏黄斑结构时，会严重影响视力。OCT 血管成像不能清晰地显示硬性渗出（图6-4）。

棉絮斑（结节样）

此类渗出与浅表硬性渗出不同，其边界模糊，与神经纤维的改变有关，通常出现在新近缺血区域的边缘处。在荧光素眼底血管造影上无法显示。OCT 上显示不清（图6-5）。

■ 非增生性渗出型视网膜病变

各种基本病变同时出现。毛细血管损伤、微血管瘤及静脉改变逐渐加重，导致视网膜水肿的发生，FFA 可清晰显示。眼底镜检查时可以明确观察到渗出，而在 FFA 上由于遮蔽的原因常常表现为低荧光。OCT 血管成像显示缺血区域毛细血管丢失。

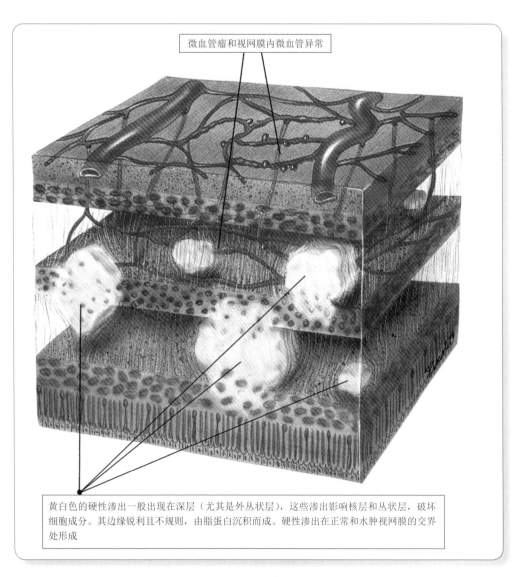

微血管瘤和视网膜内微血管异常

黄白色的硬性渗出一般出现在深层（尤其是外丛状层），这些渗出影响核层和丛状层，破坏细胞成分。其边缘锐利且不规则，由脂蛋白沉积而成。硬性渗出在正常和水肿视网膜的交界处形成

图6-4　硬性渗出

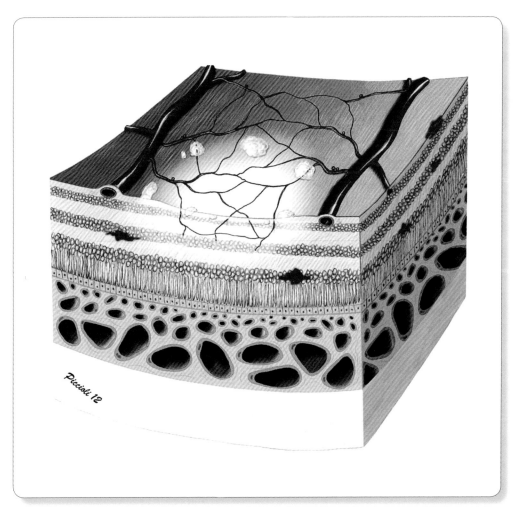

图6-5　缺血：棉絮斑

缺血可累及浅层和深层毛细血管网，棉絮斑出现在缺血区周边，通常在浅表部位

静脉异常

静脉扩张

静脉血流变缓慢且大静脉分支充盈延迟。病变的管壁常常表现为高荧光着染或荧光渗漏。静脉扩张可能呈球形、节段性或呈"串珠"样。OCT血管成像显示不规则的管腔，不能显示静脉管壁（图6-6）。

动-静脉短路

有时在突然缺血的区域，视网膜动-静脉之间可出现吻合支或短路分流。

侧支静脉形成

侧支静脉发生于与主干血管同行的起初较细的血管，伴行过程中血管慢慢扩张并最终替代主干静脉。

静脉扭曲和静脉环

静脉扭曲和静脉环很常见，与局部的玻璃体牵拉有关，这种有限的牵拉使血管节段性抬高，从而形成静脉扭曲。由于玻璃体局限牵拉形成的静脉扭曲常围绕自身旋转，形成静脉环。

OCT血管成像能清楚地显示这些异常。

视网膜内微血管异常

毛细血管扩张、微血管瘤与明显的渗漏

在FFA上，有时可以观察到一些扩张或呈波浪形的毛细血管节段，可能会被误认为是新生血管，在毛细血管网稀疏的部位可以观察到这些病理改变。它们不在视网膜浅层而位于视网膜内，即视网膜的内层。这被认为是之前就存在的毛细血管局部损伤的表现。这些扩张的窦状血管管壁发生改变，导致明显的荧光渗漏。OCT血管成像可清楚显现这些异常血管及扩大的毛细血管网。该病变不会导致玻璃体积血；但随着视网膜水肿的加重，导致水肿周围出现含脂蛋白的硬性渗出，以异常血管为中心形成圆形渗出环。见图6-7和图6-8。

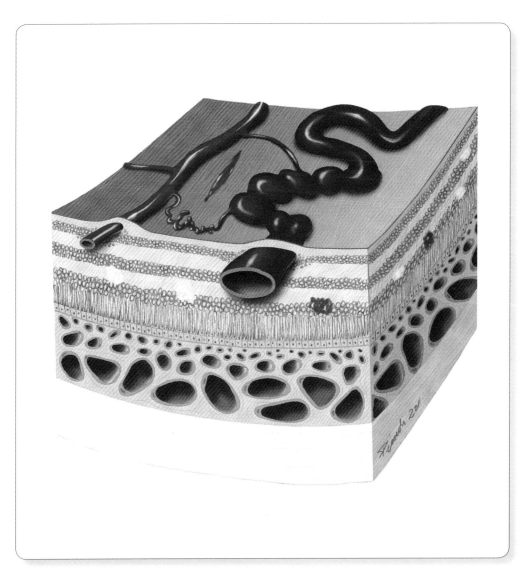

图6-6 静脉扩张

静脉显著扩张，静脉环形成。血管壁呈现串珠样扩张，两处出现动-静脉短路

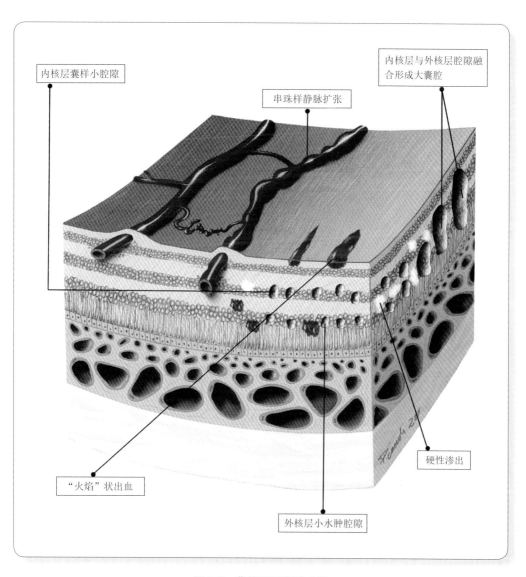

内核层囊样小腔隙

内核层与外核层腔隙融合形成大囊腔

串珠样静脉扩张

硬性渗出

"火焰"状出血

外核层小水肿腔隙

图6-7 背景型视网膜水肿

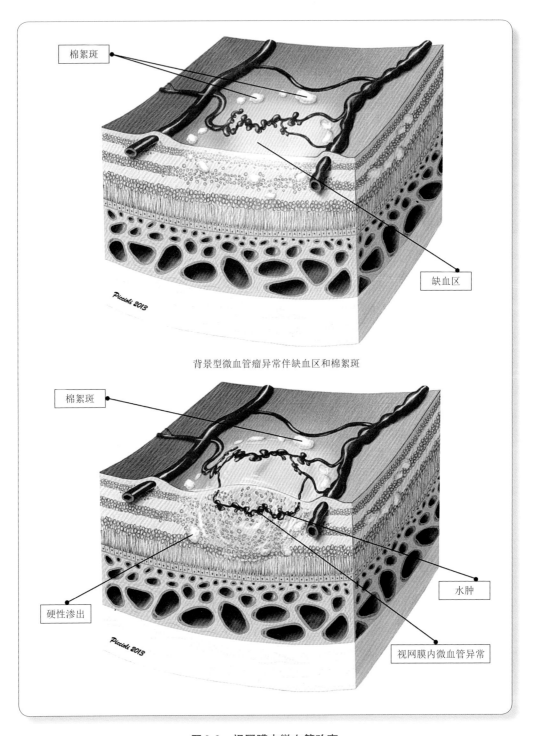

棉絮斑

缺血区

背景型微血管瘤异常伴缺血区和棉絮斑

棉絮斑

水肿

硬性渗出

视网膜内微血管异常

图6-8 视网膜内微血管改变

环形或星芒样渗出

硬性渗出在眼底镜下明显可见，在FFA上却几乎观察不到。当渗出灶浓厚且致密时可在FFA上产生荧光遮蔽。硬性渗出由沉积在水肿和正常视网膜交界处的脂蛋白构成；位于视网膜深层，常常出现在引起水肿的IRMA的周围，也可以出现于远处。硬性渗出可呈环形或星芒状。这种渗出最终发展成黄斑部纤维斑块，严重影响视力。

局灶性与弥漫性黄斑水肿

血管壁异常

现行的糖尿病性视网膜病变的分期标准强调了视网膜水肿，尤其是有临床意义的黄斑水肿与无临床意义的黄斑水肿的区别。

两者的区别如下：

- 无临床意义的黄斑水肿。硬性渗出位于中心凹500μm以外。
- 轻度有临床意义的黄斑水肿。硬性渗出距中心凹500μm以内，但未累及中心凹的中心部。
- 中度有临床意义黄斑水肿。硬性渗出区域不累及中心凹的中心区域。
- 重度临床意义黄斑水肿。大量硬性渗出累及中心凹，中心凹增厚。
- 缺血性黄斑变性，中心凹无血管区扩大。

黄斑水肿是非增生性糖尿病性视网膜病变视力丧失的最主要原因。黄斑水肿是由于毛细血管渗漏引起的，既可能是毛血管壁改变直接引起，也可能是早期出现的视网膜内微血管异常所致。距这些血管异常改变的一定距离，脂蛋白在正常视网膜与水肿视网膜交界处发生沉积，形成圆形或斑块形硬性渗出。水肿的进展过程可能是多样的，有的趋于稳定，有的则缓慢地进展，形成囊样水肿。

黄斑水肿与管壁异常及血液异常有关：管壁异常导致大量液体渗漏；血流异常常导致血小板聚集及血液黏稠度增加。水肿与微缺血也有一定关系，如果没有微缺血，即使管壁发生异常但不会产生渗漏。黄斑区的无灌注可使毛细血管网形态混乱，有时会破坏黄斑血管弓。渗漏导致的黄斑水肿，最初是弥漫性的。OCT血管成像显示在黄斑水平可见杂乱的毛细血管网，部分血管网不规则扩张，部分毛细血管萎缩（无灌注区），有时会破坏黄斑毛细血管拱环。

缺血性黄斑病变是导致视力丧失的另一个原因。OCT血管成像能很好地显示黄斑毛细血管丢失（无灌注区），有时伴黄斑毛细血管拱环的破坏及无血管区的扩大。

局灶性与弥漫性牵拉性黄斑水肿

有时黄斑水肿是由黄斑前膜造成的。黄斑前膜引起视网膜皱襞和深层视网膜水肿，起初为弥漫性水肿，最终进展为囊样水肿。对于此类病变，抗血管生成药物治疗无效，只能采取手术治疗。

囊样黄斑水肿

见表6-3。

表6-3　现行的糖尿病性黄斑病变及视网膜水肿的分型

• 无临床意义的黄斑水肿	• 硬性渗出距离中心凹500μm以外
• 轻度有临床意义的黄斑水肿	• 少量硬性渗出位于后极，距离中央凹小于500μm
• 中度有临床意义的黄斑水肿	• 硬性渗出未累及中心凹的中心部位
• 重度有临床意义的黄斑水肿	• 硬性渗出累及中心凹；中心凹厚度＞1DD
• 缺血性黄斑病变	• 中心凹无血管区（FAZ）扩大

花瓣状或蜂窝状改变

视网膜水肿初为局限的、点状的，随之发生弥散，开始出现假性囊样液泡，接着出现"花环"状和"花瓣"状改变。这是典型的慢性黄斑囊样水肿表现。一旦形成中心腔，水肿几乎就不可逆了。FFA证实了生物显微镜关于这类水肿的发现。为了分辨背景性囊样水肿，必须拍摄FFA非常晚期的图像。

在内核层，*en face* OCT图像呈"花朵"样，然而在更深层（外核层水平）图像呈现"蜂窝"状改变。*en face* OCT显示，发生水肿的细胞围绕在Müller细胞束周围，故呈"花瓣"或"蜂窝"状。

彩图详见图6-9～图6-11。

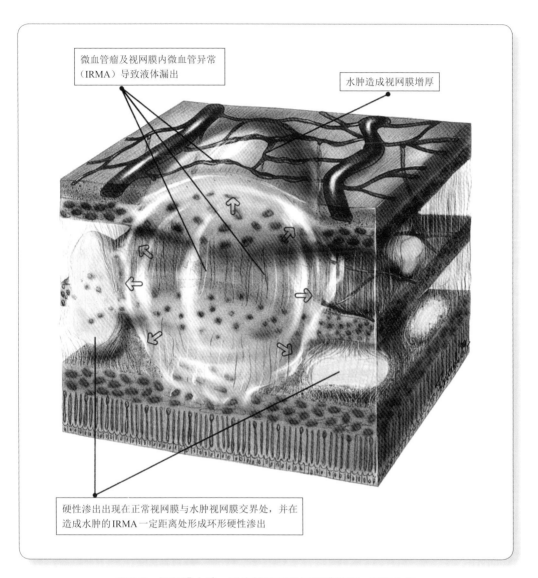

微血管瘤及视网膜内微血管异常（IRMA）导致液体漏出

水肿造成视网膜增厚

硬性渗出出现在正常视网膜与水肿视网膜交界处，并在造成水肿的IRMA一定距离处形成环形硬性渗出

图6-9　视网膜水肿：眼底镜下可见视网膜增厚，呈灰白色

视网膜水肿：视网膜增厚是由于大分子物质从视网膜毛细血管扩散出来形成的。伴随壁细胞核的丢失，内皮细胞间的连接被破坏，失去黏附性，一些大分子物质，如脂蛋白会渗入至细胞外间隙，通过渗透作用导致水肿发生

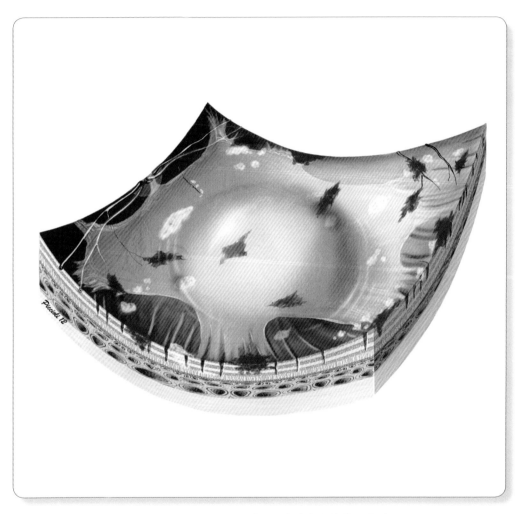

图 6-10　糖尿病性视网膜病变中的牵拉性黄斑水肿
糖尿病性黄斑水肿中有部分与视网膜表面黏附的视网膜前膜有关。这些前膜导致牵拉性水肿和视网膜褶皱。激光和抗新生血管药物玻璃体腔注射对此类黄斑水肿作用不明显，需手术治疗

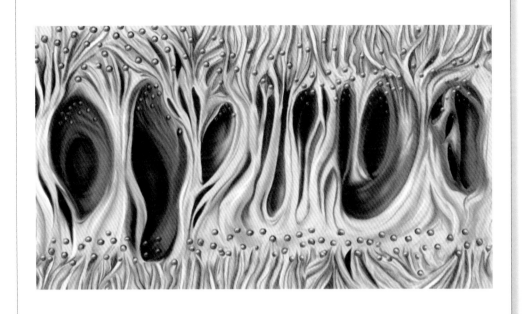

图6-11 黄斑囊样水肿

外核层中的囊样水肿小腔隙。囊腔的柱和壁可能由Müller细胞束形成

■ 进展期糖尿病视网膜病变

毛细血管异常

糖尿病性视网膜病变进展发生缺血时，视网膜缺氧区域会扩大。在非增生性糖尿病性视网膜病变中，如各种基本病变（非增生性糖尿病性视网膜病变章节所描述的）加重，就会形成新生血管。由于周边视网膜毛细血管的阻塞，无灌注区会逐步扩大并向周边扩展。

部分毛细血管网不规则、部分区域毛细血管丢失（无灌注区）、黄斑拱环毛细血管破坏、无血管区扩大。OCT血管成像显示毛细血管网稀少，可见大片无血流区。

大范围的视网膜发生完全缺血时，在缺血区域的边缘，毛细血管出现异常扩张，并可形成动-静脉短路。

视网膜内微血管异常在FFA上表现很明显，这些血管是异常血管，并不是新生血管。静脉异常，如串珠样扩张或孤立的静脉环也较为常见。

缺血区

周边视网膜的FFA表现

FFA可清晰显示出中周部视网膜的缺血区，尤其是位于鼻下象限和颞侧靠近黄斑区域的缺血。颞侧视网膜无灌注区与黄斑旁毛细血管网融合，可导致血管弓的破坏。缺血区可蔓延到极周边的视网膜。

因此，可显示远周边视网膜的广角FFA显得至关重要，它可重建中周部及远周边视网膜形态。有新近研发的设备可以自动完成形态的重建。

大面积缺血导致无灌注区的周围可形成新生血管。OCT无法准确地分辨无灌注区，因为在缺血时OCT只显示视网膜内层的轻微变化。

OCT血管成像可显示出后极部毛细细管网稀少，毛细血管丢失（无灌注区）造成的网眼不规则或扩大，黄斑区毛细血管拱环破坏，无血管区扩大。OCT血管成像可观察到大面积无血流区。目前，OCT尚不能探测到血管弓以外的视网膜区域。

因此，将其定义为"增生前期非增生性糖尿病性视网膜病变"是合理的，它往往预示着新生血管即将形成。对于扩大的缺血区，是应该像欧洲那样采用激光光凝治疗，还是像撒克逊人那样等出血后再给予治疗，仍然是一个有争议的问题。笔者倾向于早期对缺血区域和周围区域进行激光治疗。

彩图详见图6-12～图6-17。

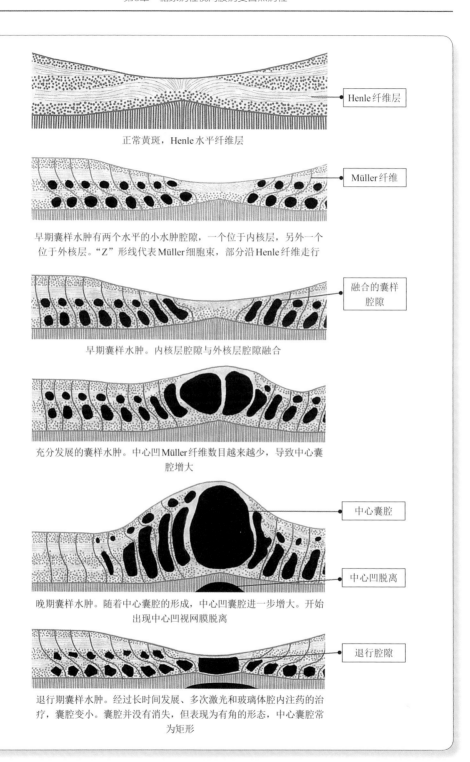

正常黄斑，Henle 水平纤维层

早期囊样水肿有两个水平的小水肿腔隙，一个位于内核层，另外一个位于外核层。"Z" 形线代表 Müller 细胞束，部分沿 Henle 纤维走行

早期囊样水肿。内核层腔隙与外核层腔隙融合

充分发展的囊样水肿。中心凹 Müller 纤维数目越来越少，导致中心囊腔增大

晚期囊样水肿。随着中心囊腔的形成，中心凹囊腔进一步增大。开始出现中心凹视网膜脱离

退行期囊样水肿。经过长时间发展、多次激光和玻璃体腔内注药的治疗，囊腔变小。囊腔并没有消失，但表现为有角的形态，中心囊腔常为矩形

图6-12　黄斑水肿的演变

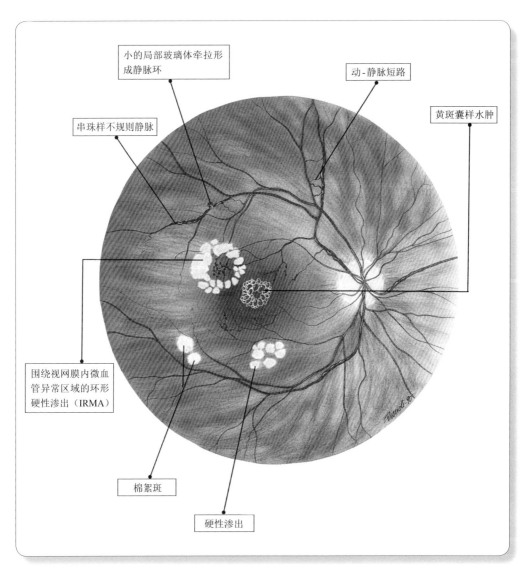

小的局部玻璃体牵拉形成静脉环

动-静脉短路

黄斑囊样水肿

串珠样不规则静脉

围绕视网膜内微血管异常区域的环形硬性渗出（IRMA）

棉絮斑

硬性渗出

图6-13　非增生性糖尿病性视网膜病变

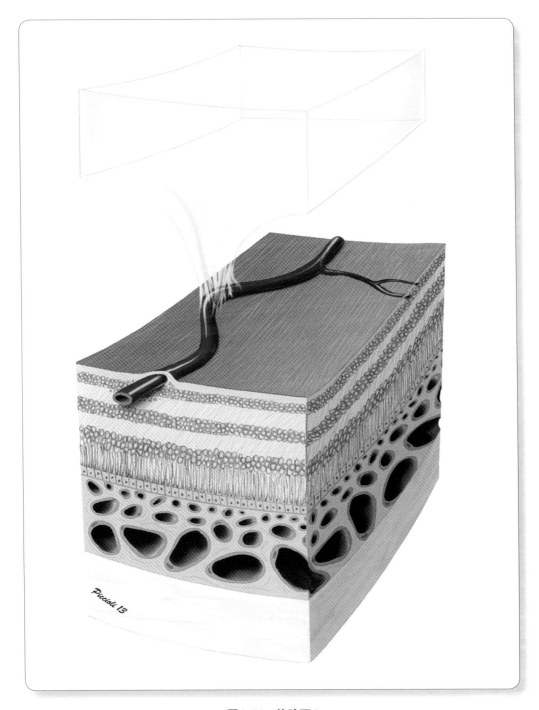

图6-14　静脉环1

局部玻璃体视网膜牵拉形成静脉环

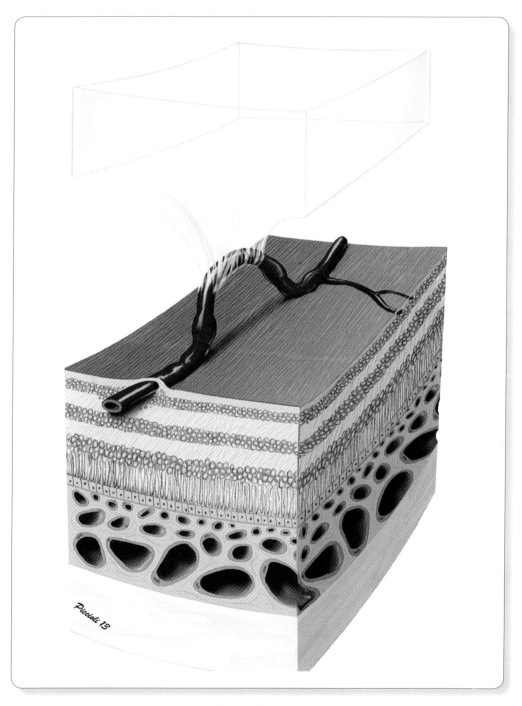

图6-15　静脉环2

玻璃体视网膜牵拉加重导致小静脉节段性抬高。注意静脉管腔直径的变化

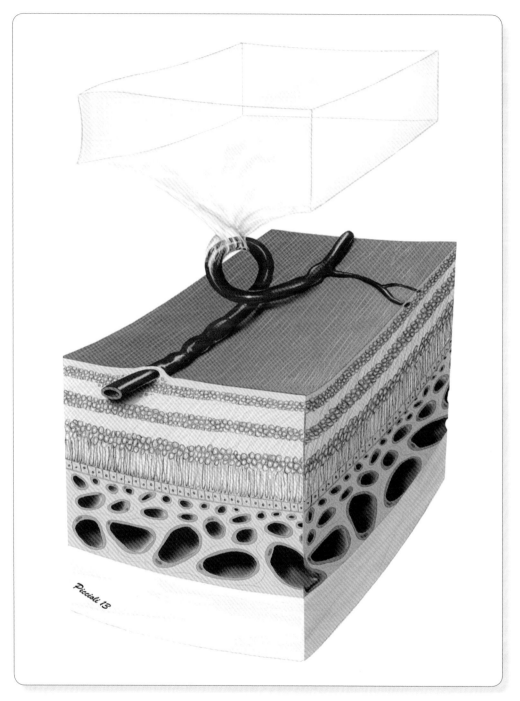

图6-16 静脉环3

抬高的静脉段自身旋转，形成完整的环状

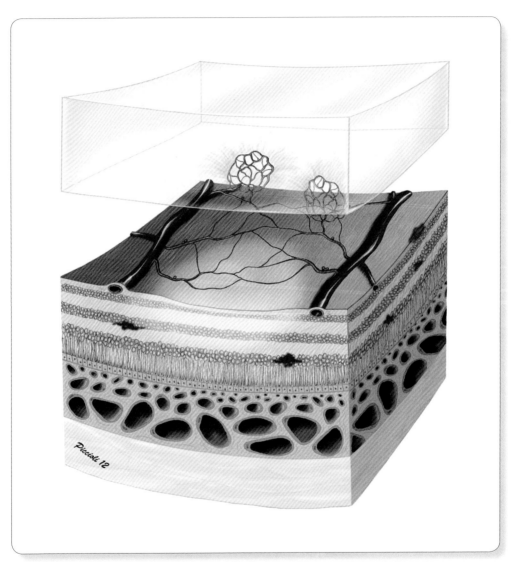

图6-17　缺血区早期新生血管形成

视网膜前的新生血管几乎都出现在缺血区周围及边缘地带

新生血管如何形成

缺血导致VEGF释放增加，进而导致血管增生。新生血管不仅在视网膜上出现，也可出现在眼前段，如虹膜、房角，从而导致增生性视网膜病变的严重并发症——新生血管性青光眼。

■ 增生性视网膜病变

增生性视网膜病变多见于胰岛素依赖型糖尿病患者，可以由非增生性视网膜病变发展而来，亦可在糖尿病视网膜病变早期就出现，以新生血管的形成为特征。这些增生的新生血管管壁大多是由单层细胞组成，十分脆弱，容易导致玻璃体积血，以及随后发生的胶质增生。见图6-18～图6-21。

新生血管

新生血管一般出现在缺血区的边缘：起初多因其形态不规则并发生强荧光渗漏而被发现。在FFA的早期阶段，可见新生血管有明显的分支和不规则的荧光遮蔽。新生血管的管壁由单层细胞组成，因而荧光容易渗漏。新生血管很脆弱，在病变的血管充盈几秒后，其轮廓就会被渗漏的强荧光遮盖。由于没有染料渗漏的影响，OCT血管成像能够清楚地显示新生毛细血管网及不规则的扩大的血管。

由于新生血管极其脆弱，血液从中漏出，常常导致明显的视网膜前出血和玻璃体混浊。及时的全视网膜激光光凝可使新生血管全部消退，这一结果可在OCT血管成像中清楚地观察到。

增生性视网膜病变的进程

牵拉性视网膜脱离

新生血管可以出现在视网膜或视盘前，也可以直接出现在视盘上。新生血管很快会被增生的胶质细胞围绕，形成血管神经胶质并伸入玻璃体腔。玻璃体牵拉导致局部视网膜脱离，脱离范围可逐渐扩大。见图6-22。

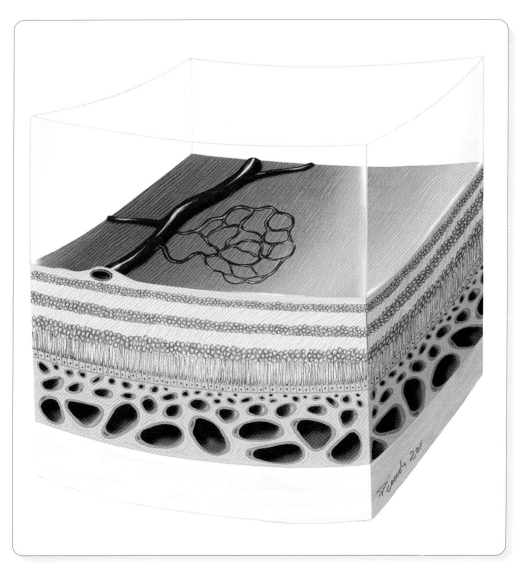

图6-18 增生性视网膜病变1

视网膜表面形成"扇"形新生血管网

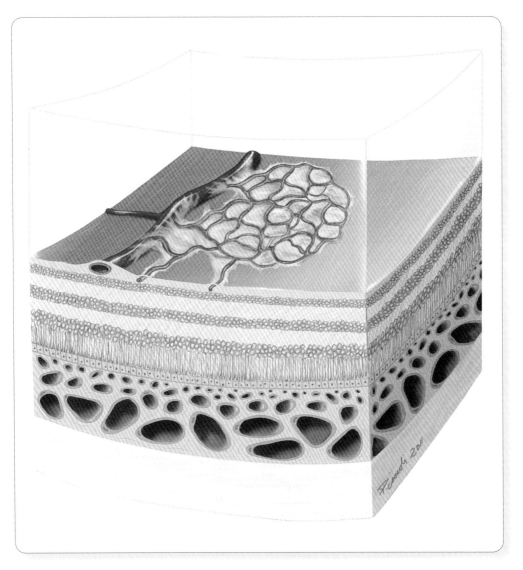

图6-19　增生性视网膜病变2
新生血管网周围的纤维胶质组织形成

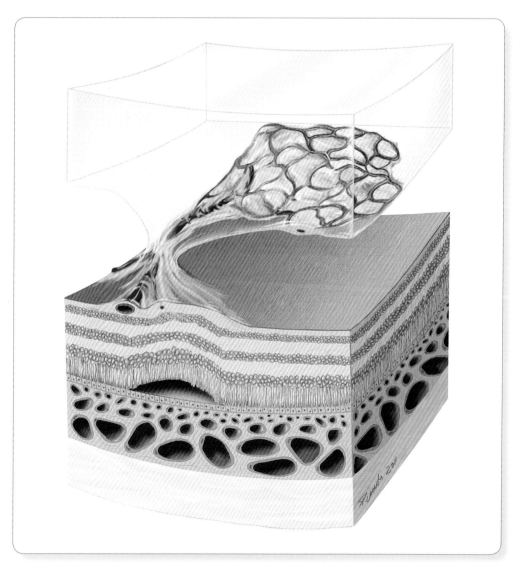

图6-20 增生性视网膜病变3

胶质增生突入玻璃体内。局部玻璃体收缩并引起视网膜脱离

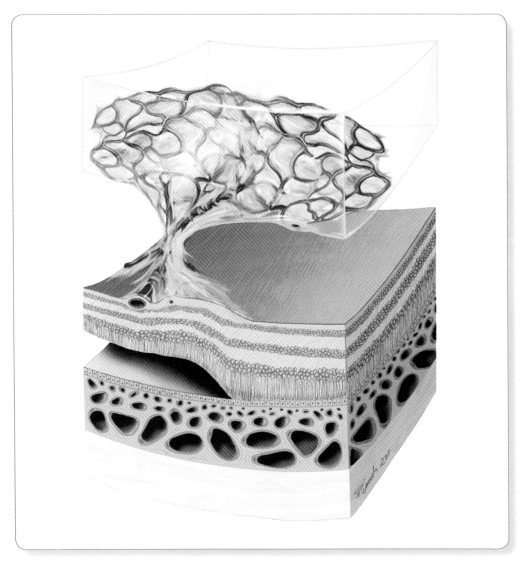

图6-21　增生性视网膜病变4

玻璃体视网膜牵拉造成视网膜脱离范围的扩大

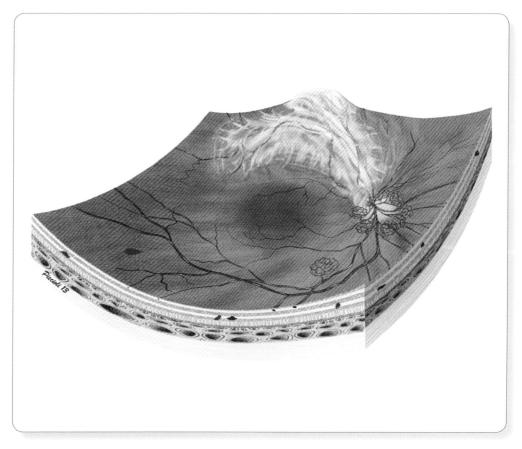

图 6-22　胶质化

上方血管弓纤维组织形成，并伴有玻璃体视网膜牵拉和视网膜隆起

玻璃体腔积血

若增生性糖尿病性视网膜病变不治疗或治疗偏迟，可出现玻璃体积血。起初积血是可逆性的，但是反复出血会导致病情加重。神经胶质细胞围绕新生血管生长，牵拉视网膜、引发视网膜脱离，由最初的局限性脱离逐渐扩大。晚期还可能发生新生血管性青光眼。当出现玻璃体腔积血时，需考虑尽早予以玻璃体切除手术。

抗新生血管生成药物治疗和足量的激光治疗

增生性视网膜病变是足量激光联合抗新生血管生成药物治疗的适应证。如果病变早期得到及时恰当的治疗，其预后较好。

视网膜脱离

玻璃体切除术

玻璃体视网膜牵拉首先造成中周部的视网膜脱离，脱离边缘紧邻大血管弓，形成拱环形的视网膜隆起，最终形成次全视网膜脱离或全视网膜脱离。玻璃体切除术联合抗新生血管生成药物、巩膜扣带术和眼内激光光凝等治疗能够挽救许多眼球。

新生血管性青光眼

虹膜红变与失明

随着糖尿病性视网膜病变的进展，房角出现新生血管，引发眼压升高。新生血管也有可能出现于瞳孔缘，或只在房角镜下可见。如不进行处理，眼内压升高，虹膜新生血管清晰可见，前房出血，最终导致失明。正确且及时的玻璃体腔抗新生血管生成药物注射对此期可能仍然有帮助。

彩图详见图6-23～图6-27。

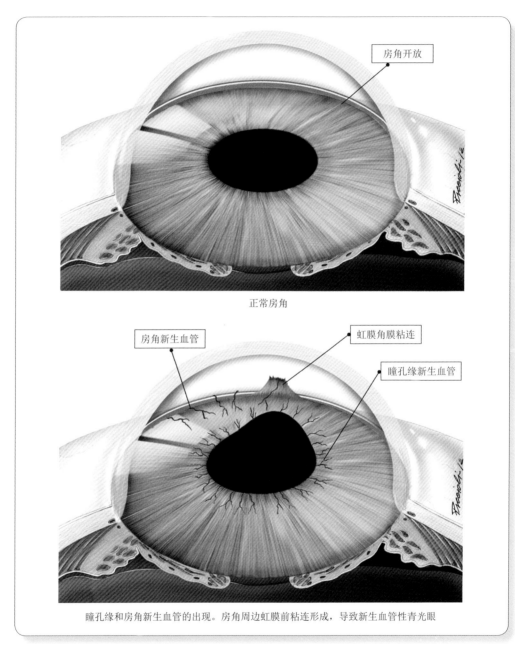

房角开放

正常房角

房角新生血管

虹膜角膜粘连

瞳孔缘新生血管

瞳孔缘和房角新生血管的出现。房角周边虹膜前粘连形成,导致新生血管性青光眼

图6-23 虹膜红变:新生血管性青光眼

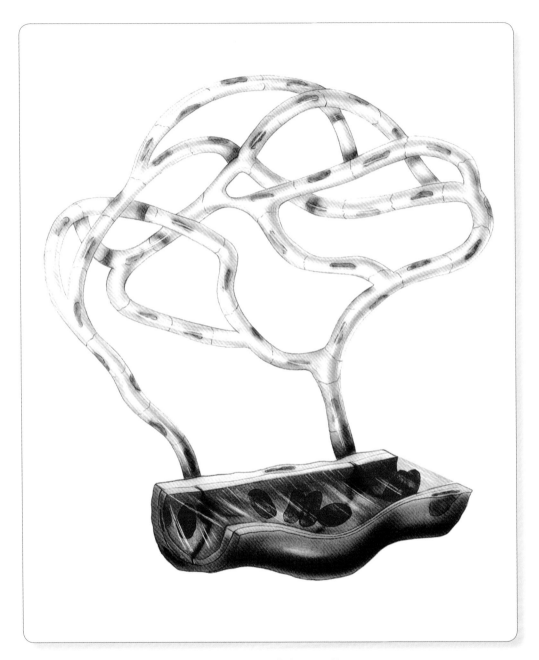

图6-24　视网膜前新生血管

视网膜前新生血管膜，新生血管由单层细胞组成，非常容易破裂，常常造成出血

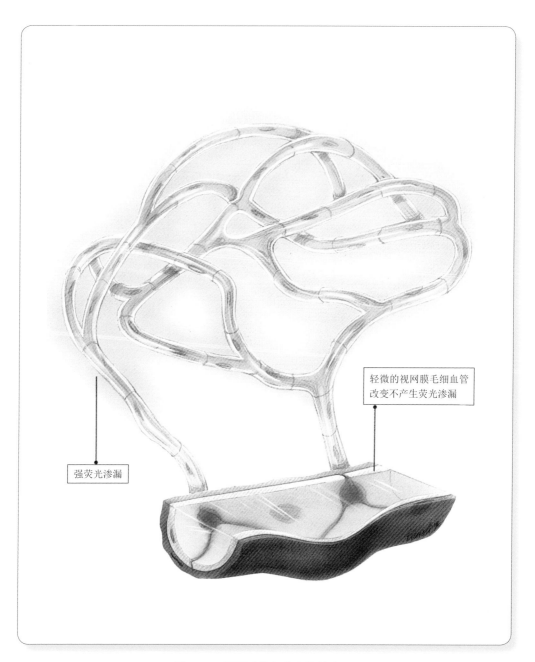

轻微的视网膜毛细血管
改变不产生荧光渗漏

强荧光渗漏

图6-25　视网膜前新生血管的渗漏

新生血管膜；新生血管管壁出现非常强的荧光渗漏；一些病例，荧光素眼底血管造影可以显示流入血管和流出
血管；强荧光着染将遮蔽血管形态；OCT血管成像因为没有荧光渗漏遮蔽可以清晰显示新生血管的毛细血管网

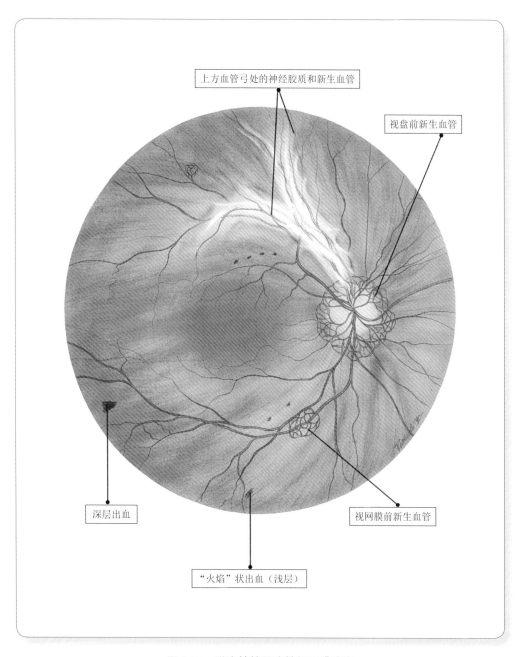

上方血管弓处的神经胶质和新生血管

视盘前新生血管

深层出血

视网膜前新生血管

"火焰"状出血（浅层）

图6-26 增生性糖尿病性视网膜病变

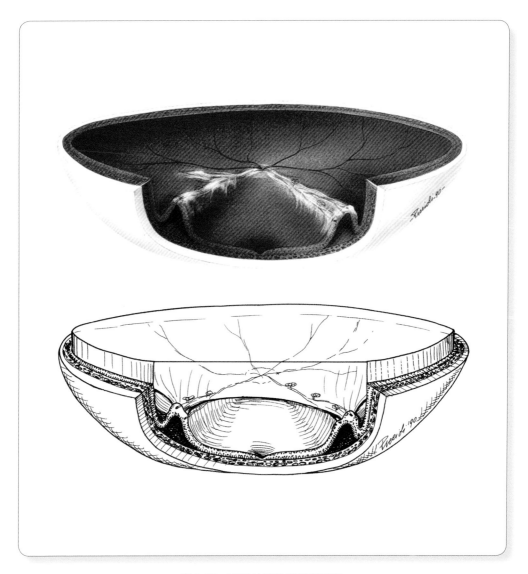

图6-27　环形玻璃体视网膜牵拉

环形视网膜脱离：血管弓处玻璃体视网膜牵拉，视网膜脱离最初位于中周部血管弓，随后逐渐扩大成环形；只有玻璃体切除术能够解决这些问题

■ 糖尿病性黄斑病变

现在将黄斑病变和视网膜水肿各自进行分类，两者都可反映视网膜病变的进展。尽管看起来视网膜病变和黄斑病变是人为分成两类的，但是事实证明这种分类是有道理的。因为视网膜病变和黄斑病变并不总是同步发展的，常常轻重不一。

糖尿病性黄斑病变和视网膜水肿的分类如表6-3所示。糖尿病性黄斑水肿、局灶性黄斑水肿、弥漫性黄斑水肿和囊样黄斑水肿之前均已阐述过。我们认为现在强调的重点是有临床意义的黄斑水肿和无临床意义的黄斑水肿。见图6-28。

■ 缺血性黄斑病变

缺血性黄斑病变始于中心凹无血管区的扩大，随后黄斑周围的血管网出现中断。血管网变得更加稀疏，颞侧周边的缺血区与黄斑周围血管网的病变区融合。在中周部，缺血区主要分布在鼻下方，而颞侧的缺血则易累及黄斑。随着病情进展，当中周部无灌注区与黄斑旁毛细血管网融合时，则会发生黄斑中心凹周围的血管拱环的破坏。

这将导致严重的后果，会造成不可逆的视力减退。目前尚缺乏针对缺血性黄斑病变的治疗。

OCT血管成像显示，黄斑中心凹的无血管区扩大，毛细血管网稀疏。毛细血管网的网孔不规则、孔径增大，与大面积的毛细血管丢失（无灌注区）、黄斑毛细血管拱环破坏及无血管区的扩大有关。OCT血管成像上可见大片无血流区，颞侧周边的无灌注区与黄斑旁毛细血管网病变的融合。

目前OCT血管成像还不能检测大血管弓以外区域的血流情况。

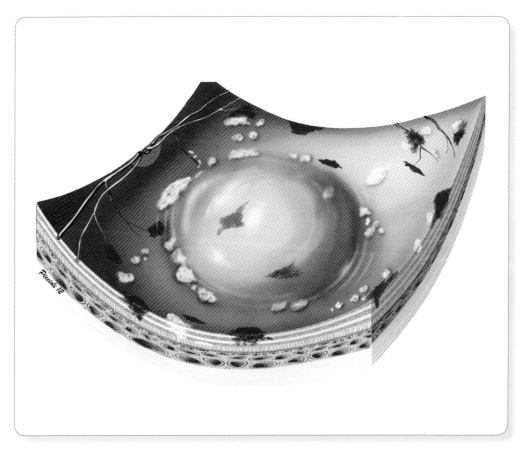

图6-28　糖尿病性黄斑水肿

糖尿病性黄斑水肿，出现中度有临床意义的黄斑水肿；注意硬性渗出没有累及中心凹

第7章

荧光素眼底血管造影

■ 引言

荧光素眼底血管造影目前是研究糖尿病性视网膜病变及其进展、预后和治疗的必要检查。

荧光素眼底血管造影常常联合光学相干断层扫描检查，有时可被后者替代。

现在可使用OCT无染料血管成像技术来补充荧光素眼底血管造影检查。这一新技术将在第9章进行阐述。

荧光素眼底血管造影能够做到以下几方面：

- 准确分析视网膜的异常并评估其严重程度。
- 区分水肿和视网膜病变所致的高荧光。
    - 渗漏异常。
    - 灌注异常及视网膜缺血区。
    - 血管壁扩张伴视网膜内微血管异常。
    - 新生血管增生和神经胶质增生。
- 确定视力丧失的原因。
- 阐述某一特定时刻视网膜的状况，并追踪其进展。
- 评估视网膜水肿和新生血管形成的风险。
- 确定抗新生血管生成药物联合激光治疗的必要性及方法。
- 确定激光治疗的必要性。
- 确定激光治疗的范围。
- 检验治疗效果。
- 决定是否需要再次治疗。

荧光素眼底血管造影有利于：

- 眼科医生和外科医生了解疾病的进展，决定治疗方案并检验治疗的效果。
- 糖尿病专家观察良好代谢控制的效果。

· 患者保存个人资料，并追踪自身疾病的进展状况。

完整的荧光素眼底血管造影检查必须包含病变早期至晚期的一系列图片，以及眼后极图像及眼底周边部图像重建。

荧光素眼底血管造影是有创性检查，可能会产生并发症。因此，临床医师必须评估每位患者是否有进行血管造影检查的必要性，并确定是否行OCT血管成像检查。

■ 糖尿病性视网膜病变FFA的解读

分析

解读糖尿病性视网膜病变的荧光素眼底血管造影图像时，必须遵循有逻辑且精确的方法。首先要区分并分析所有的基本改变：

· 高荧光。
· 低荧光。
· 形态学异常。
· 动力学改变。
· 损伤的位置。

综合分析

只有在完成分析后，我们才可以通过图片拼接技术重建周边视网膜图像，或者利用一些较新的仪器的自动化方法，对所有分析资料做一个综合概括。做此项评估时，必须仔细询问病史并做精确的临床检查，如糖尿病病程、开始出现视功能改变的时间、糖尿病控制情况、眼底检查、生物显微镜检查、OCT检查、OCT血管成像等。通过综合分析，可以做出视网膜病变进展的分期诊断，并提供符合指征的相应治疗。

■ FFA分析：基本改变

形态学改变

黄斑周围血管网的改变

如在糖尿病患者的黄斑部观察到特别明显的、走行锐利的毛细血管网，应怀疑是早期的视网膜病变。事实上，在糖尿病性视网膜病变刚起病时，黄斑部就会出现毛细血管网的改变。这是由于一些毛细血管闭塞后，另一些毛细血管的直径会增加，因此形成了血管稀疏而粗大的毛细血管网。

　　最早出现的荧光素眼底血管造影表现为黄斑中心凹无血管区增大，正常无血管区直径为500μm。这一改变可以在微血管瘤出现前被发现，而此时病情是可逆的。之后荧光素可通过异常血管壁发生渗漏。

　　视网膜病变进一步发展时，如果没有视网膜水肿的掩盖，黄斑区毛细血管网将变得更明显，并伴随着显著的改变：毛细血管轻度淤血和扩张。后极部出现小面积无灌注区导致小分支血管的阻塞；起初是血管网变得粗大，之后表现为缺血区域范围变大，逐渐增宽、融合；毛细血管弓可出现中断，逐渐扩大（图7-1）。

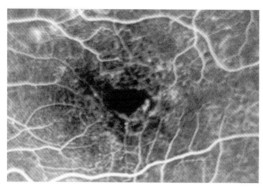

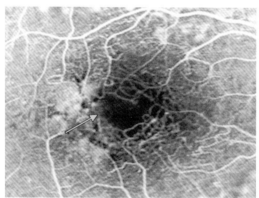

图7-1　黄斑毛细血管网的形态学改变

如糖尿病患者的黄斑出现特别锐利的毛细血管网，应立即怀疑是初发的视网膜病变。当其他毛细血管闭塞时一些毛细血管增粗，因此形成网孔更大、更稀疏的粗大毛细血管网。黄斑中心凹无血管区增大，其正常直径大小为500μm。这是糖尿病性视网膜病变最早出现的荧光素眼底血管造影的表现。随后，后极部小面积无灌注区将导致小分支血管的闭塞；血管网网孔变得更大。小面积的局部缺血区将扩展、融合；黄斑区毛细血管弓开始出现中断（箭头处），并将延伸和逐渐扩大。可以观察到微血管瘤

毛细血管的损害

　　在视网膜无灌注区很容易发现一些较细的动脉毛细血管。缺氧区边缘的正常小动脉会突然中断，形成血管残端。此外，静脉毛细血管扩张，周围伴有微血管瘤、动-静脉短路及圆形的深层出血（图7-2）。

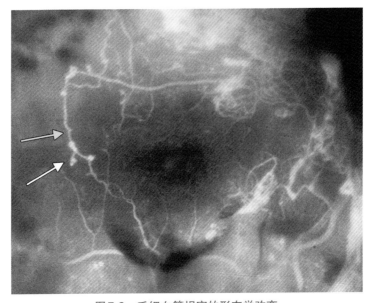

图7-2　毛细血管损害的形态学改变

在视网膜无灌注区，毛细血管变细。一些静脉毛细血管扩张，出现微血管瘤（白箭头）、动-静脉短路（黄箭头）和圆形出血

静脉的改变

视网膜静脉呈现出异常的表现：整段或部分血管扩张；呈"串珠"样、"腊肠"样外观。

在视网膜缺血区可以观察到由原先就存在的毛细血管扩张形成的动-静脉之间的短路，而其余毛细血管则逐渐闭塞，在FFA上无法观察到。

静脉侧支循环是由原与静脉主干平行走行的静脉逐渐变宽并代替了闭塞的静脉主干后而形成的。

静脉环是玻璃体牵拉某段血管，并将其节段性抬起后旋转而形成的一个静脉血管环。静脉改变总是与局部缺血相关，发生变化的血管壁常表现为高荧光（荧光着染）或者是荧光素渗漏。图7-3显示了毛细血管无灌注区中央部一个静脉环，视网膜前有许多强荧光渗漏的新生血管。

动力学改变

血流减速

糖尿病性视网膜病变在荧光素眼底血管造影的早期常常表现为静脉血流充盈迟缓，在第20秒或者更长的时间才出现较大的静脉血管充盈，而正常情况下第14秒即应充盈。发生病变时，在静脉晚期仍可见静脉层流。

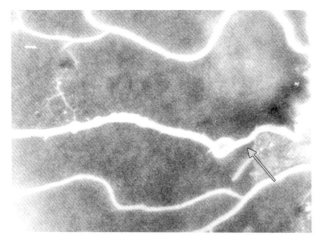

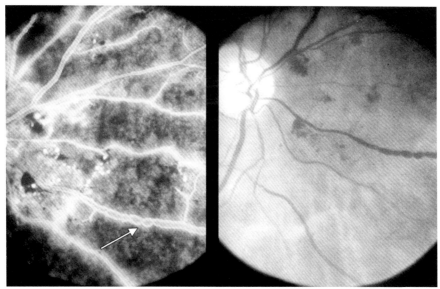

图7-3　静脉的形态学改变

视网膜静脉可呈现出异常改变，可以是整段的血管扩张、节段性血管扩张，或"串珠"样、"腊肠"样外观（白箭头）。静脉环（黄箭头）由局部玻璃体牵拉一小段血管形成，牵拉可将静脉血管拉起并旋转，从而形成弯曲的血管袢或血管环

■ 高荧光：渗漏

渗漏

　　一旦出现渗漏，随着时间的推移，荧光强度和渗漏的范围会渐进增大。病变区的边界不再清晰，而是模糊的。在FFA的晚期，边缘不清的强荧光持续存在。

73

视网膜内微血管异常

视网膜内微血管异常（IRMA）表现为局部毛细血管节段性的扭曲、扩张（图7-4），一些作者认为这些是发育不良的新生血管。这些特征在退化的毛细血管中变得更加明显。不同进展阶段的微血管瘤都与视网膜微血管异常有关。IRMA 和微血管瘤都发生了血管壁的改变，引起荧光素渗漏：病灶处发生视网膜水肿，表现为视网膜增厚和硬性渗出。这种脂蛋白渗出物一般沉积在离渗漏点一定距离的正常视网膜与病变视网膜交界处。

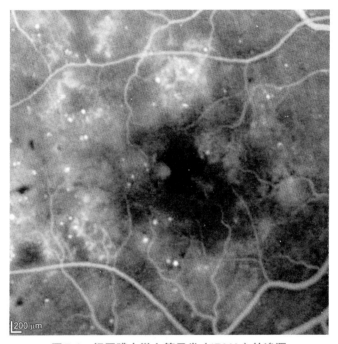

图7-4　视网膜内微血管异常（IRMA）的渗漏

IRMA 表现为局部毛细血管节段性扭曲、扩张。不同阶段的微血管瘤都与这些异常有关。IRMA 和微血管瘤血管壁都严重受损，可渗漏荧光素：病灶处可见视网膜水肿，表现为视网膜增厚和硬性渗出。这种脂蛋白渗出物沉积在离渗漏点一段距离的正常视网膜边缘

新生血管

新生血管起始于缺血区的边缘，最初呈小簇状（图7-5）。一般首先生成视网膜前和视网膜平面内的小分支，再生成视盘处的分支。因为外形不规则且有强的荧光素渗漏，新生血管很容易被识别。新生血管壁由单层细胞组成，所以极易破裂。在荧光素眼底血管造影的早期，可见新生血管有明显的分支且形态不规则。呈"扇贝"形的新生血管此时通常渗漏不明显，而在FFA晚期，强荧光渗漏使得它们的形态变模糊。新生血管破裂出血常常导致视网膜前出血和玻璃体积血混浊。视盘新生血管膜的形成通

常与鼻侧视网膜大面积缺血有关。它们扩大、融合和增宽直至占据大部视网膜。在新生血管周围,纤维组织增生,继而对视网膜产生牵拉导致其局限性脱离。

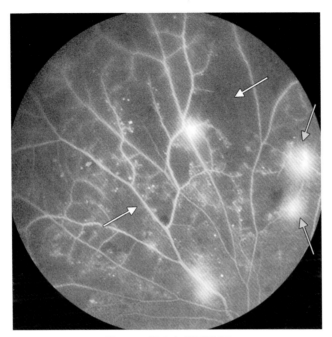

图7-5　新生血管的渗漏

新生血管（黄箭头）起始于缺血区（白箭头）的边缘:起初,它们长出视网膜前和视网膜内的小分支,随后长出视盘处的分支;因为外形不规则且有强荧光素渗漏,新生血管很容易被识别。新生血管壁由单层细胞组成。在荧光素眼底血管造影的早期,可显示出新生血管的分支及不规则性。在晚期相,强荧光渗漏就使它们的形态变得模糊

■ 高荧光：着染

着染

组织着染导致的高荧光始于静脉早期。荧光渗漏是有局限性的,随着时间的推移,范围略变大,强度略增加,而组织着染的时间会持续很长。

局限性水肿

局限性黄斑水肿几乎总是表现为由于血管壁改变、微血管瘤或视网膜内微血管异常所致的荧光渗漏（图7-6）。

在荧光素眼底血管造影图像上显示视网膜荧光着染。无灌注区总是出现,偶尔还会有黄斑部血管网的破坏。在局限水肿区,着染范围局限且被正常的视网膜组织分隔开。OCT血管成像不能显示出着染。

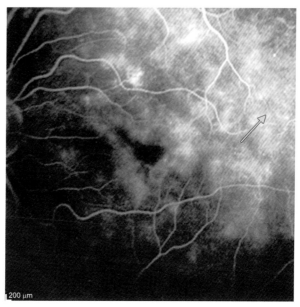

图7-6 局限性水肿的着染

局限性黄斑水肿（黄箭头）因血管壁改变所致的荧光渗漏。荧光素眼底血管造影图像显示视网膜荧光着染。在局限水肿区，着染范围局限且被正常的视网膜组织分隔开

弥漫性水肿

视网膜增厚水肿区逐渐扩大，直至几乎整个后极部视网膜受累。高荧光将弥漫在血管弓之间的全部视网膜（图7-7）。

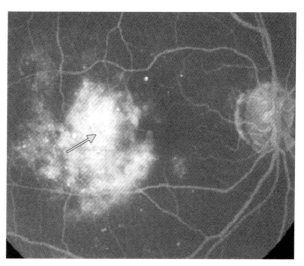

图7-7 弥漫性水肿的着染

随着视网膜增厚水肿区逐渐扩大，直至几乎整个后极部视网膜受累。强荧光将扩展至两个血管弓之间的全部视网膜。在水肿区的中央，可以看到明显的微血管瘤（黄箭头）和视网膜微血管改变

血管壁

在缺血区的中央，异常毛细血管壁和大血管主干的部分管壁可表现为极强的着染。

■ 高荧光：积存

积存

荧光素在视网膜有腔区域积存，呈现出边界清晰的高荧光，可保持到晚期，并且强度逐渐增强，可能持续数小时。

荧光素积存

微血管瘤

荧光素积存于扩张血管中，使边界清晰的高荧光点更明显。

荧光素眼底血管造影反映出了与视网膜无灌注区相关的微血管瘤的发生。毛细血管扩张最初是散发的、点状的，然后呈簇状。异常血管壁形成的渗漏是造成视网膜水肿及渗出的原因（图7-8）。

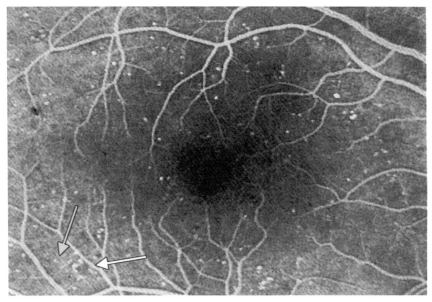

图7-8　微血管瘤的荧光素积存

荧光素积存于扩张血管中，使视网膜无灌注区附近边界清晰的强荧光点更明显（白箭头）。这些扩张毛细血管常常呈簇状出现（黄箭头），由于异常血管壁的渗漏，造成视网膜水肿及渗出。初发的微血管瘤在荧光素眼底血管造影上很明显，通常不渗漏荧光。进展期微血管瘤变大，荧光素可从血管壁漏出。退化的微血管瘤的大小不一，可见到轻度不规则的血管壁和显著的荧光素渗漏

微血管瘤不是静止不变的，它们可以增大或缩小，可以渗漏荧光，也可以从一个地方消失，又出现在其他部位。

小的初发的微血管瘤在荧光素眼底血管造影上很明显，通常不渗漏荧光。进行期微血管瘤变大，荧光素可从血管壁漏出。退化的微血管瘤的大小不一；在眼底镜下有时候呈黄色，可见到轻度不规则的血管壁和显著的荧光素渗漏。血栓性微血管瘤无荧光充盈，因此在血管造影上不可见。

小的初发的微血管瘤在OCT血管成像上很难看到。OCT血管成像可以清晰显示有血流的晚期微血管瘤。闭塞和退化的微血管瘤没有血流通过，所以在OCT血管成像上不能显示，但是它们在 *en face* OCT成像上很清楚。

囊样水肿

后极部弥漫性水肿可在3～5年内进展为囊样水肿；黄斑区出现充满液体的液泡（积存现象）。

这些假囊肿样液泡在增大、增多，并呈"玫瑰花瓣"样外观。发展几年后，黄斑囊样水肿在中央会出现一个囊腔。必须拍摄FFA晚期和极晚期的（10～15min）图像，以显示该病变，尤其在早期囊样水肿病例。从图7-9可以观察到，黄斑部假性囊肿壁可能对染料具一定通透性，"玫瑰花瓣"样图像边界基本上是清晰的。

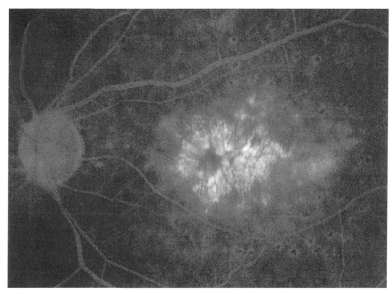

图7-9 囊样水肿的荧光素积存

水肿将向囊样水肿发展；黄斑部出现充满液体（积存现象）的视网膜间液泡。这些液泡逐渐增大和增多，表现出"玫瑰花瓣"样外观。发展几年后，黄斑囊样水肿在中央会出现一个囊腔。这在晚期和极晚期的（10～15min）造影图像上才能观察到，尤其是早期囊样水肿病例。正如我们在图中看到的，黄斑部视网膜假性囊肿壁可能或多或少对染料具有通透性，"玫瑰花瓣"样图像边界基本上是清晰的

■ 低荧光

遮蔽性低荧光

脉络膜、视网膜的正常荧光可被多种因素遮蔽，尤其是出血，因此造成的低荧光可以是完全性的（出血），不完全性的（渗出物）或者短暂性的（水肿）。

完全性遮蔽

出血

出血可深可浅，出血层次决定视网膜毛细血管和脉络膜荧光的遮蔽程度（图7-10）。视网膜前出血表现具有液平面，遮挡视网膜和脉络膜血管的荧光。浅表出血按照神经纤维的走行方向沿着血管扩展。深部出血呈圆形或者边界不规则；脉络膜出血呈圆形；视网膜血管行走于遮蔽荧光之上，在黑色背景下尤为突出。

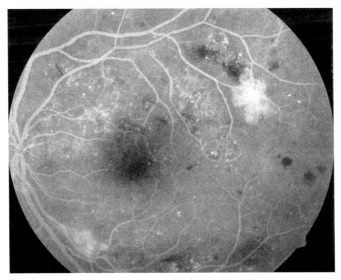

图7-10　出血造成的完全性遮蔽

视网膜前出血表现为具有液平面，它们遮挡视网膜和脉络膜血管的荧光。浅表出血按照神经纤维的走行方向沿着血管扩展。深部出血呈圆形或者边缘不规则；脉络膜出血呈圆形；视网膜血管走行于荧光遮蔽之上，在黑色背景下尤为突出

不完全性或者短暂性遮蔽

硬性渗出

淡黄色脂蛋白硬性渗出在荧光素眼底血管造影上几乎不可见，但是当硬性渗出

非常浓厚、致密的时候，可产生轻微的阴影，在FFA早期相出现，在造影晚期消失。硬性渗出通常包围IRMA或者距其一定距离，可以是环状或者星芒状（图7-11）。硬性渗出可以进展为黄斑部纤维性斑块，导致严重视功能改变。棉絮斑在荧光素眼底血管造影上是观察不到的。

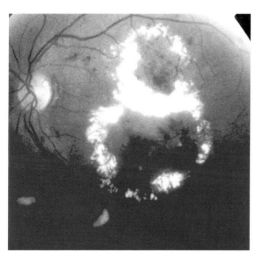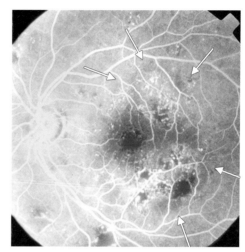

图7-11　硬性渗出造成的不完全性或者短暂性遮蔽

上图为无赤光眼底照，照片上呈现出两个"指环"样渗出物。下图为同一个眼底的FFA图像。图像中硬性渗出几乎不可见，但是当它们非常浓厚和致密的时候，可以产生轻微的荧光遮蔽（白箭头），在FFA早期明显，晚期消失。硬性渗出常在IRMA周围或一定距离处形成，IRMA的血管壁可通过大分子物质

■ 血管充盈缺损所致低荧光

视网膜无灌注或者缺血区的特征是荧光强度比正常视网膜弱，呈均匀的灰色。只有荧光素眼底血管造影能够显示无灌注区。有丰富经验的眼科医生使用眼底镜可以发现一些淡灰色的视网膜区域。

使用断层OCT不能发现无灌注区。

在后极部，OCT血管成像显示无血管区扩大伴毛细血管网密度下降。网眼大小不规则并且增大，这与黄斑区毛细血管大面积的丢失与破坏有关。当颞侧周边无灌注区与黄斑旁毛细血管网病变融合时，OCT血管成像系统能显示大片无血流区。目前，OCT血管成像不能探查大血管弓外的视网膜。

毛细血管闭塞

无灌注区视网膜与正常视网膜相比，荧光较弱，表现为均匀的深灰色；在缺血区的边缘有微血管瘤和动-静脉短路。

无灌注区

视网膜缺血是糖尿病性视网膜病变眼底低荧光的常见原因。最初出现于后极部和中周部，毛细血管显示不出正常荧光，可以看到淡灰色的低荧光。

无灌注区被数目不一、成簇的微血管瘤荧光包绕。在无灌注区的边缘，我们可以看到突然中断的小动脉毛细血管，也可见到静脉扩张。一些病例中，缺血区域被动-静脉短路跨过，这些动-静脉短路由残留的扩张的毛细血管构成，直接交联了管壁可被荧光着染的动脉和静脉。当缺血加重时，常常见到圆形或者不规则形的深层出血（图7-12）。

视网膜前新生血管通常在缺血区边缘处形成。

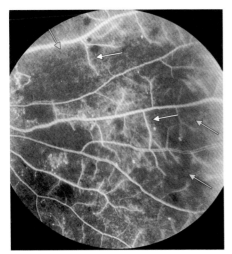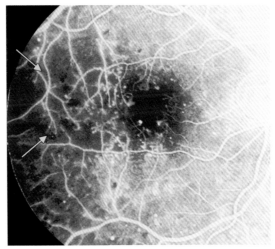

图7-12　无灌注区

视网膜缺血，表现为浅灰色的低荧光区，这些区域的毛细血管无正常荧光（黄箭头）。无灌注区被多少不一成簇的微血管瘤荧光包绕。在无灌注区的边缘，毛细血管被严重破坏，静脉发生扩张。一些病例中可见到由残留的毛细血管扩张形成的动-静脉短路（白箭头）跨过缺血区域，动-静脉短路构成了动静脉间的直接联系，管壁可被荧光着染。常常见到深而圆的出血

■ 糖尿病性视网膜病变FFA成像概述

糖尿病性视网膜病变荧光素眼底血管造影的每张图像中都包含着各种基本病变，首先将这些图像独立分析，最后必须把它们放在一起，构成整体的荧光素眼底血管造影图像。

这样我们才可以做出疾病进展阶段的诊断，确定正确的分期，给出治疗方案。手术医生以这样的方法研究不同基本病变之间的关系，从而形成连贯的图像，获得对疾病的总体认识。

但是综合分析的过程不仅仅是图像重建过程。

我们也必须注意除荧光素眼底血管造影图像以外的其他信息——视力、病史、临床检查、眼底镜和裂隙灯检查、断层OCT、*en face* OCT、OCT血管成像、自发荧光及微视野检查等。只有这样，我们才可以做出正确的诊断，选择正确的治疗方案。

根据最简单的临床分类标准，糖尿病性视网膜病变可能有3种主要的荧光素眼底血管造影表现：

① 非增生性糖尿病性视网膜病变。

② 严重非增生性（增生前）糖尿病性视网膜病变。

③ 增生性糖尿病性视网膜病变。

非增生性糖尿病性视网膜病变

分析研究

以一位患胰岛素依赖型糖尿病15年的60岁男性为例。该患者近两年来发现视力下降，起初为一过性视物模糊，后来发展为持续性视物模糊。他的视力为6/10（20/35）。眼底检查发现极少的硬性渗出、棉絮斑、小出血斑和大量微血管瘤。在该患者的荧光素眼底血管造影图像中，有几个要点需要我们去识别、分解和分析（图7-13）。

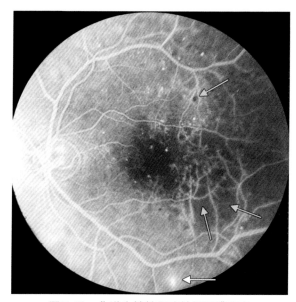

图7-13　非增生性糖尿病性视网膜病变

这张图片包含了许多荧光素眼底血管造影的要点需要我们去识别、分解和分析。无血管区的扩大；黄斑周毛细血管拱环的破坏；静脉异常。后极部和赤道部视网膜缺氧的区域（黄箭头）。圆形的深部出血、微血管瘤。荧光渗漏的微血管瘤（白箭头）。缺氧区一些血管分支管壁着染，动-静脉短路的管壁也发生着染

形态学改变

- 无血管区的扩大。
- 黄斑周毛细血管拱环的破坏。
- 静脉异常。

无灌注导致的低荧光

后极部和中周部视网膜缺氧。

遮蔽导致的低荧光

圆形的深部出血。

积存导致的高荧光

微血管瘤。

着染导致的高荧光

缺血区一些血管分支管壁着染及动 - 静脉短路的管壁发生着染。

血流动力学改变

静脉充盈延迟：静脉期晚期（25s），主要静脉干仍然显示静脉层流。

综合分析

诊断为非增生性糖尿病性视网膜病变。

■ 严重非增生性（增生前）糖尿病性视网膜病变

在这个病例中，无灌注区呈略低荧光，特别是在中周部；它们被成簇的微血管瘤包绕。无灌注区边缘是明显改变的小动脉和静脉毛细血管，表现为小动脉的突然中断、静脉扩张、着染的静脉干管壁和圆形出血。

当非增生性糖尿病性视网膜病变向严重的增生前期发展时，更大范围的毛细血管闭塞，无灌注区扩大。大片视网膜完全缺血，在这些缺血区的边缘毛细血管异常扩张或有明显的动 - 静脉短路。静脉异常也很常见，主干呈"腊肠"样或"串珠"样扩张，出现静脉环和代偿支。

新生血管通常出现在无灌注区的边缘。

根据病史，该增生前期糖尿病性视网膜病变患者是年轻人，患胰岛素依赖型糖尿病超过12年；他近期发现视力下降，视力为4/10（20/50）。眼底检查发现后极部轻度水肿。视网膜轻微苍白，周边部视网膜可见大片出血。

荧光素眼底血管造影表现见图7-14。

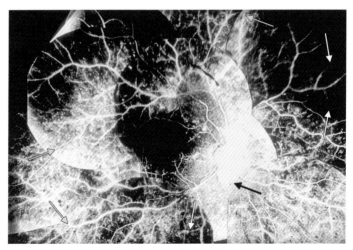

图 7-14　增生前期糖尿病性视网膜病变

无灌注区呈略低荧光，特别是在中周部，它们被成簇的微血管瘤包绕；在该区域的边缘，有明显的小动脉和静脉毛细血管的改变，小动脉突然中断、静脉扩张、静脉管壁着染和圆形的出血。当非增生性糖尿病性视网膜病变向严重的增生前期发展时，更大范围的毛细血管闭塞，无灌注区扩大、融合，大范围视网膜完全缺血，在这些区域的边缘，毛细血管异常扩张伴明显的动-静脉短路。"腊肠"样外观、静脉环和静脉代偿支也常常出现。新生血管通常在无灌注区的边缘生长

分析研究

低荧光

- 无灌注区扩展至周边部。
- 出血遮蔽导致的低荧光区。
- 深而圆的视网膜出血和形状不一的视网膜前出血。
- 形态异常；血管中断、串珠样扩张、管径大小不规则、静脉环、动-静脉短路和无血管区扩大。

着染导致的高荧光

- 静脉壁着染及视网膜动-静脉短路血管壁着染。
- 整个后极部弥漫性水肿。

渗漏导致的高荧光

- 视网膜中周部（特别是颞侧）异常毛细血管渗漏。
- 视盘强荧光渗漏。
- 可能出现新生血管芽。

综合分析

根据患者病史、眼底检查、对荧光素眼底血管造影上每个基本病变的单独分析

及完整的视网膜图像重建,我们诊断出是增生前期糖尿病性视网膜病变,目前被归类为严重非增生性糖尿病性视网膜病变。

增生性糖尿病性视网膜病变

分析研究

男性,20岁,患胰岛素依赖型糖尿病16年;无任何视觉功能异常,矫正视力为9/10(20/25)。此次来医院做眼底检查。

眼底检查示后极部极少微血管瘤,中周部早期新生血管膜(图7-15)。在后极部可以见到以下FFA表现。

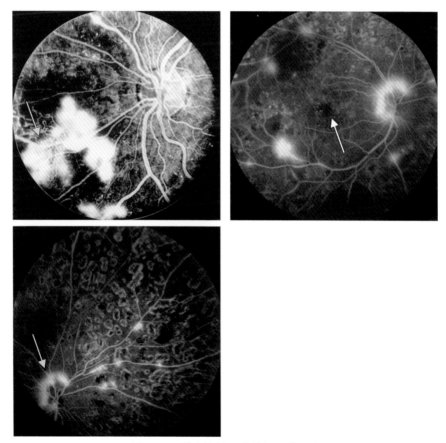

图7-15 增生性糖尿病性视网膜病变

在后极部可见以下FFA表现:①低荧光,黄斑周毛细血管拱环被破坏致中央部无血管区扩大,无灌注导致的小面积低荧光区(白箭头);②荧光遮蔽,深部圆形出血和更多浅表不规则出血导致的一些低荧光区;③高荧光,一些静脉毛细血管壁荧光着染;微血管瘤荧光积存;④周边部视网膜,少量的圆形出血斑;⑤高荧光,微血管瘤荧光积存,一些静脉分支管壁荧光着染,更重要的是中周部新生血管密集荧光渗漏;⑥低荧光,周边部视网膜大片无灌注区

低荧光

• 中央部无血管区扩大伴黄斑区毛细血管拱环破坏，无灌注导致的小面积低荧光区。

遮蔽作用

• 深部圆形出血和更多表浅不规则出血导致的一些低荧光区。

高荧光

• 一些毛细血管壁荧光着染。

• 大量微血管瘤染料积存。

周边部视网膜

• 少量的圆形出血点。

高荧光

• 微血管瘤荧光素积存：一些静脉分支管壁荧光着染，中周部新生血管强荧光渗漏。

低荧光

• 无灌注导致的大范围低荧光。

综合分析

根据病史提供的资料、眼底检查、对荧光素眼底血管造影上每个基本异常的单独分析，完整的视网膜图像重建，我们诊断出是增生性糖尿病性视网膜病变，需行全视网膜激光光凝。

值得注意的是，不能仅凭后极部检查做出增生性糖尿病性视网膜病变的诊断，哪怕是精确的检查，也必须行周边视网膜检查来帮助做出准确的诊断，从而避免错过最佳的治疗时机。

第8章

糖尿病性视网膜病变的OCT表现

■ 引言

　　光相干断层扫描（OCT）检查使我们更深入地理解了糖尿病性视网膜病变，并影响抗新生血管生成药物治疗、激光治疗和手术的指征。必须强调的是，OCT的指征有时与FFA不完全一致。OCT对于了解疾病进展、诊断和治疗是必要的。在一些视网膜水肿的患者中，为了追踪疾病的进程，OCT可代替荧光素眼底血管造影检查，因为它能提供更精确的指征和对病变的定量分析。OCT检查通过显示出类似组织学切片准确度的视网膜层次，使我们能够深入研究糖尿病性视网膜病变。最近的糖尿病性视网膜病变分类见表8-1。

表8-1　2003年美国眼科学会（AAO）认证通过的DR新的国际分期

• 无糖尿病性视网膜病变
• 非增生性糖尿病性视网膜病变
-轻度
-中度
-重度
• 增生性糖尿病性视网膜病变

OCT能够做到以下几点：
- 明确视力下降的原因。
- 提供某一特定时刻视网膜状况的照片，并追踪其发展。
- 评估视网膜水肿。
- 量化水肿，测量视网膜的厚度和容积。
- 将视网膜厚度和视力情况进行比较。
- 决定抗新生血管生成药物治疗或者激光治疗的必要性及时机。
- 通过视网膜地形图和 *en face* OCT确定需要治疗的区域。

- 监控治疗的过程。
- 决定是否行玻璃体视网膜手术。
- 术后随访。
- 评估玻璃体腔内注药治疗的效果。

■ 非增生性糖尿病性视网膜病变的OCT表现

在非增殖性糖尿病性视网膜病变的眼底，我们可以发现毛细血管的损伤要么是血管闭塞伴无灌注区形成，要么是血管扩张伴视网膜水肿出现。

OCT检查可以显示视网膜水肿，并可进行分类和定量分析。还可清晰显示视网膜前、视网膜内出血和视网膜前膜。它也可以显示硬性渗出和棉絮斑。但是，OCT检查不能评估缺血程度。

■ 基本病变

棉絮斑

这些病变非常表浅，与神经纤维缺血性改变有关，尤其常见于新出现的无灌注区边缘。OCT将这些区域显示为神经纤维水平的高反射结节或细长病变，有时在视网膜深层结构产生一条阴影（图8-1）。*en face* OCT可确定其位于神经纤维水平。

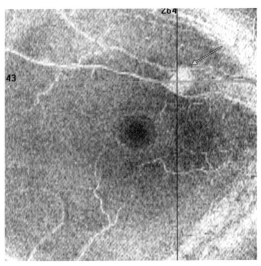

图 8-1 *en face* OCT 扫描棉絮斑

这些病变非常表浅，与神经纤维的改变有关，在新出现的无灌注区的边缘尤其常见；OCT表现为神经纤维水平的高反射结节或细长病变（黄箭头）；它们有时在深层结构产生一条阴影

硬性渗出

硬性渗出由沉积于水肿视网膜和正常视网膜交界处的脂蛋白构成，位于视网膜的较深层，常常出现在造成视网膜水肿的异常血管的周边。硬性渗出可呈环形或是星芒状。OCT表现为小的异常高反射，位于正常视网膜和异常视网膜交界处的较深层面。硬性渗出在其下方的深层结构产生一条阴影（图8-2）。当进展为黄斑部纤维斑块，会产生严重的视功能改变。

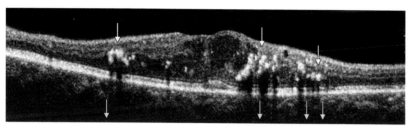

图8-2　硬性渗出

硬性渗出在OCT表现为小的异常高反射，位于正常视网膜和异常视网膜交界处的较深层面（白箭头）。硬性渗出由脂蛋白沉积于水肿视网膜和正常视网膜交界处的深层视网膜。硬性渗出常常出现在造成视网膜水肿的视网膜血管异常处的周围和一定距离处。硬性渗出可呈环形或者是星芒状。渗出物在其深部结构产生一条阴影（黄箭头）

出血

视网膜浅层出血通常是细长的或呈"火焰"状。OCT显示其为高反射，可以在其下方的深层结构产生阴影。小的出血较难发现（图8-3）。

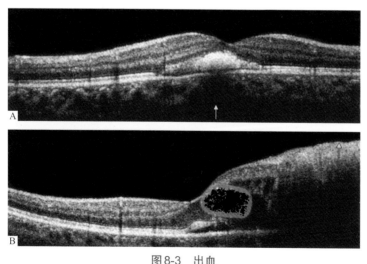

图8-3　出血

A、B. OCT表现为高反射，可以在其深层结构产生阴影。视网膜浅层出血通常是细长的或者呈"火焰"状（黄箭头）

黄斑水肿

糖尿病性水肿可以是血管性的、牵拉性的或混合性的。

OCT显示典型的视网膜水肿的病变：厚度增加，在深层视网膜出现呈显著高反射的硬性渗出（外丛状层、外核层及光感受器细胞层）。

水肿来源于管壁异常的毛细血管和IRMA的渗漏。硬性渗出在距这些异常一段距离处，常位于水肿视网膜和正常视网膜的交界处。

最初，水肿是局限的，然后扩散，发展为弥漫性视网膜水肿。OCT显示增厚的海绵状视网膜。可以通过测量视网膜厚度和容积来定量分析水肿。

视网膜地形图可以给出准确的定位。OCT视网膜地形图对于局限性水肿的病例非常重要，因为它可以提供比荧光素眼底血管造影更准确的定位。从而使抗新生血管生成治疗或激光治疗的效果更佳。它也可以确定哪种治疗方法更为有效。

弥漫性水肿

许多糖尿病性视网膜病变的眼底都可以观察到弥漫性视网膜水肿。OCT表现为视网膜厚度增加，有许多不规则的似海绵样微孔（图8-4）。低反射区扩大，一般在视网膜外层更显著。这些外层结构（外丛状层、外核层）是糖尿病性水肿的好发部位。一些作者认为OCT上见到的海绵样区是发生变化的Müller细胞。弥漫性水肿进展大约5年后，不规则的微腔融合形成第一个假性囊肿。

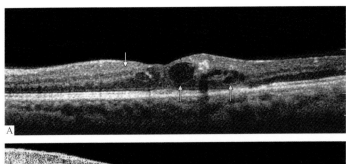
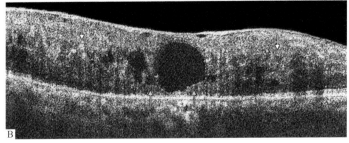

图8-4　弥漫性水肿

A、B. 最初的局限性水肿扩散并向弥漫性视网膜水肿发展。OCT显示增厚的海绵状视网膜（白箭头）。利用视网膜地形图可以进行定位。可以见到罕见的小腔隙囊样水肿（黄箭头）

黄斑囊样水肿

持续性视网膜水肿导致Müller细胞坏死，继而在视网膜形成囊腔。糖尿病性视网膜病变经过长时间的发展，出现囊样液腔。黄斑囊样水肿在初始阶段表现为内、外核层的假囊肿，而此时大部分内层视网膜相对正常。然后假囊肿融合，囊壁消失，因此形成更大的垂直椭圆形囊腔。囊腔始于内、外核层并向内、外丛状层扩展（图8-5A，图8-6A、B）。

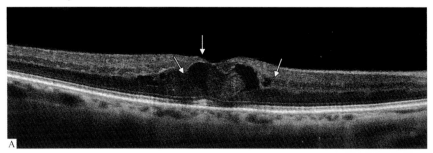

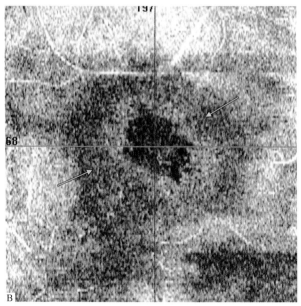

图8-5　早期囊样水肿

A.持续性弥漫性水肿导致Müller细胞坏死，继而在视网膜内形成囊腔（白箭头）。早期黄斑囊样水肿表现为外核层和外丛状层的假囊肿，而此时内层视网膜相对未受影响。B. *en face* OCT扫描示外核层"蜂窝"状囊样水肿小腔隙（黄箭头）

细小的囊肿常常位于内丛状层和内核层。较大的囊腔通常形成于外核层。囊腔以Müller细胞为界。晚期的囊样水肿将累及全部视网膜，残留组织发生萎缩。

在黄斑中心凹，Müller纤维结构较少，视网膜退化，更大的囊肿形成。

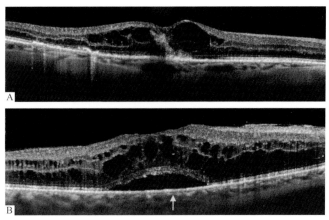

图 8-6　晚期囊样水肿

A、B. 晚期囊样水肿中，假囊肿融合，囊壁消失，因此形成更大的垂直椭圆形囊腔。囊腔始于内、外核层并向内、外丛状层扩展。可以见到两层小腔隙。囊腔在视网膜组织内形成，以 Müller 纤维为边界。晚期的囊样水肿将累及全部视网膜，残留组织发生萎缩。OCT 可以观察到与糖尿病性视网膜病变相关的黄斑中心凹浆液性脱离（黄箭头）。荧光素眼底血管造影不能显示这样的改变

en face OCT图像

　　FFA 和 OCT 显示的囊样水肿在 *en face* OCT 的图像的特征和模式与视网膜的微结构有关。囊样水肿可有不同的表现，可以是"蜂窝"样，也可以是"花瓣"样（似"花瓣"样），这取决于水肿所在的视网膜层面。腔大壁厚的蜂窝样囊样水肿位于外丛状层和外核层，具有许多小囊腔的"花瓣"样水肿位于内层视网膜。这些改变与荧光素眼底血管造影特征相关联。见图8-5B，图8-7，图8-8。

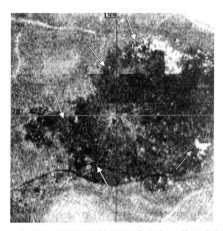

图 8-7　非增生性糖尿病性视网膜病变，黄斑囊样水肿

en face 扫描可清晰见到形状高度不规则的囊样水肿的小腔隙，主要表现在中心凹。在其周围是密集的高反射灶（硬性渗出为黄箭头）

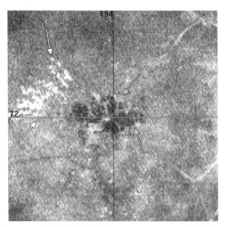

图8-8 晚期囊样水肿的 *en face* OCT扫描（C）

通过FFA和OCT显示的囊样水肿的 *en face* OCT图像特点和分型与视网膜的微结构有关。囊样水肿根据自身所在视网膜的层面表现为"蜂窝"样或者"花瓣"样（或似"花瓣"样）外观。位于外丛状层和外核层的囊性空腔表现为蜂窝样水肿，而位于内层视网膜的小囊腔表现为花瓣样水肿。这与荧光素眼底血管造影图像有一定关系（黄箭头）。注意黄斑部星芒状渗出物（白箭头）

中心凹浆液性脱离

OCT可以观察到糖尿病性视网膜病变黄斑中心凹的浆液性隆起。荧光素眼底血管造影不能显示中心凹脱离。黄斑囊样水肿加重可导致视网膜发生浆液性脱离，脱离有时与囊样水肿有关，有时与之完全不相关。视网膜脱离通常位于黄斑部。视网膜浆液性脱离大约发生在疾病进展10年后。OCT示这是糖尿病性水肿常规进程中的一部分（图8-6B和图8-11）。

视网膜浆液性脱离表现为隆起的神经视网膜和色素上皮间的空腔，通常位于黄斑中心凹。浆液性隆起可能与海绵状视网膜相关。有时视网膜看起来是正常的，甚至是萎缩的。浆液性脱离在视网膜弥漫性水肿时较少见，在糖尿病视网膜病变的发生率为10%。

牵拉性水肿

在许多视网膜水肿的患者中，OCT可显示出视网膜前膜，有时能清晰地看到，有时前膜与神经纤维层融合，很难发现。前膜对视网膜的牵拉加重了水肿，并产生视网膜皱褶，这在 *en face* OCT平扫中清晰可见，有时候也可见浆液性视网膜脱离。神经视网膜增厚，中心凹消失。许多病例中，视网膜前膜产生的拉力导致玻璃体视网膜界面综合征（图8-9～图8-12）。这些病例需测量视网膜的厚度和体积来量化水肿程度。

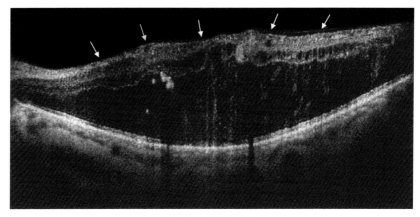

图8-9 牵拉性水肿

在许多病例的OCT能清晰显示视网膜前膜，但是在有些病例中，前膜与神经纤维层紧紧相连，不容易被观察到（白箭头）。前膜对视网膜的牵拉加重水肿，并产生视网膜皱褶（黄箭头），这在 *en face* OCT扫描中清晰可见，有时候也可致浆液性视网膜脱离。神经视网膜增厚，中心凹消失。许多病例中，视网膜前膜产生的拉力导致玻璃体视网膜交界面综合征

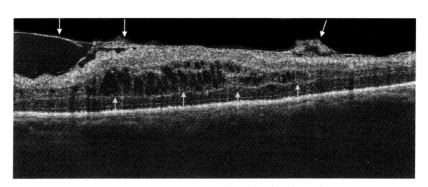

图8-10 糖尿病性视网膜病变的牵拉性水肿

视网膜水肿增厚，伴极厚且粘连的视网膜前膜（白箭头）。在视网膜内可以见到组织渗出物和囊样的小腔隙。在图的右侧，激光治疗过的区域视网膜萎缩，表现为高反射和色素上皮损伤

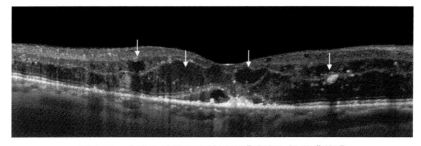

图8-11 非增生性糖尿病性视网膜病变和视网膜前膜

视网膜水肿伴几乎不可见的视网膜前膜。视网膜组织内渗出和囊样水肿的小腔隙（白箭头）。局限灶性视网膜浆液性脱离

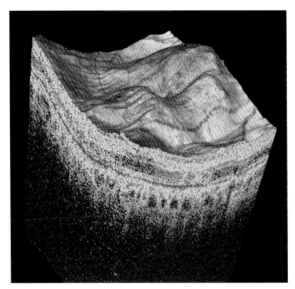

图8-12　非增生性糖尿病性视网膜病变

前面病例视网膜结构的三维重建：内界膜（ILM）与视网膜紧密粘连，视网膜增厚

定量分析

通过测量视网膜的厚度、面积和容积来量化水肿很重要，由此可以生成水肿区视网膜地形图。视网膜厚度和视功能呈反比关系。无论是否伴有囊样水肿，视网膜厚度与视力下降直接相关。测量视网膜的厚度和容积对于诊断、治疗和追踪疾病进程是必要的。

视网膜地形图

视网膜厚度

视网膜地形图对于定位局限性水肿、划定弥漫性水肿的界限、突出更加水肿的区域非常有价值。OCT被证明在定量黄斑水肿方面优于荧光素眼底血管造影。它也可以区分视网膜水肿和浆液性脱离，而荧光素眼底血管造影不能区分。OCT可以显示、量化、定位并监测视网膜水肿的进展过程，也是追踪玻璃体腔内注药治疗效果的必要检查设备。

■ 非增生性糖尿病性视网膜病变的进程

当糖尿病性视网膜病变开始发展时，视网膜结构是正常的。有小的高反射沉积物，伴后部阴影（硬性渗出），通常也有水肿微腔。病变进展阶段，渗出物变得致密且更多，常常产生明显的阴影。也可伴有浆液性脱离及光感受器细胞损伤。

经过长期的进展，大量激光治疗和反复玻璃体腔内注射，视网膜失去正常结构。视网膜层次不再容易辨认（图8-13A），可见深部的渗出物。OCT可见到从视网膜表面向色素上皮走行的呈垂直柱形的激光瘢痕（图8-13B）。

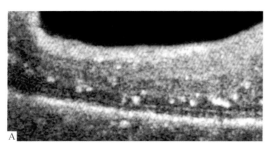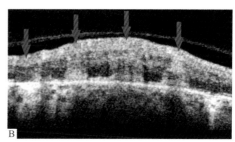

图8-13　经过长期进展的糖尿病性视网膜病变：视网膜结构的丧失

A.正常的视网膜层次不能辨认，视网膜外层可见硬性渗出。B.激光斑表现为高反射的垂直柱形物，可见其从视网膜表面至色素上皮层

黄斑部病变逐步发展为黄斑纤维斑块。OCT显示纤维组织为中央部高反射的小结，这与黄斑的萎缩和变形有关。视网膜地形图常常表现为被水肿区域包绕的中央部萎缩区（图8-14）。

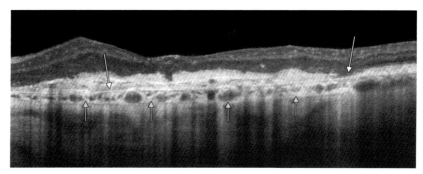

图8-14　纤维血管性瘢痕

视网膜萎缩变薄，色素上皮层几乎完全消失，此处可见细长高反射光带（纤维血管性瘢痕为黄箭头）。色素上皮完全萎缩的部位可以看到Bruch's膜（白箭头）

■ 增生性糖尿病性视网膜病变的OCT表现

缺血区在OCT上不能显示，只显示视网膜内层的轻度改变。新生血管通常出现在缺血区的边缘和视盘部（图8-15和图8-16）。有时，在荧光素眼底血管造影上所示的缺血区，OCT可以观察到弥漫性神经纤维水肿。视网膜缺血区在OCT上表现为视网膜内层增厚，海绵状水肿，表明这些视网膜内层正遭受缺血。

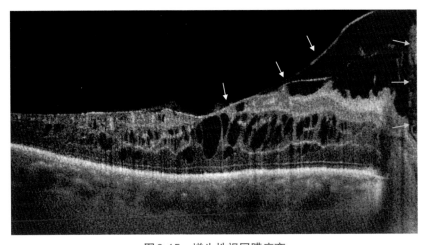

图8-15 增生性视网膜病变

视网膜前膜（白箭头）牵拉视网膜特别明显。视盘表面纤维生成物清晰可见（黄箭头）

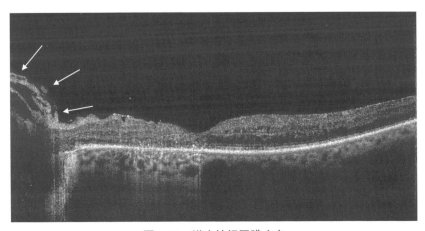

图8-16 增生性视网膜病变

视盘B超扫描显示全视网膜激光光凝后视盘前新生血管膜在部分退化（白箭头）。仍可见视杯部分被纤维血管组织充填。图的右侧可见光凝造成的萎缩区域

  增生性视网膜病变在有新生血管形成的年轻患者中更常见，开始是视网膜前新生血管，继而是视盘前新生血管和玻璃体腔内新生血管。

视网膜前新生血管

  新生血管通常出现在缺血区的边缘。管壁由单层细胞组成，对荧光素高度通透，且易破裂。

  只有在具备一定数量的神经胶质组织时，OCT上才可以观察到视网膜前新生血管膜。在牵拉引起视网膜轻度隆起的部位，清晰可见神经胶质纤维膜和视网膜剖面

的变形。视网膜水肿出现在视网膜牵拉区域的下方（图8-15）。

视盘前新生血管

新生血管增生在视盘部非常明显，因为这里神经胶质成分丰富。新生血管常常长满视杯（图8-16）。

■ 牵拉性视网膜脱离

OCT扫描能够清晰显示视网膜脱离的起始和进展，特别是位于上下方血管弓的视网膜脱离。随后脱离范围逐渐扩大。视网膜地形图可以显示视网膜脱离的部位和引起视网膜隆起的伴纤维血管的牵拉点。

通过OCT，视网膜水肿的进展可以被突出、量化、定位和监测。它也是检测新治疗方法疗效的必要工具。

第 9 章

OCT血管成像

■ 引言

OCT血管成像是基于高分辨率成像技术的一种新的成像分析方法,它可以看到视网膜和脉络膜循环而不需要注入任何造影剂。与目前仍作为视网膜血管成像金标准的荧光素眼底血管造影不同,这种新技术是无创伤性的。OCT血管成像能够在任何时间检测血流,而荧光素眼底血管造影则依赖造影剂的注入。OCT血管成像能精确呈现血管内血流。这保证了血管的准确可视化;然而,开创这种新成像技术的意义更在于,确定了血管改变的新诊断依据。

有了OCT血管成像,我们可以在日常临床实践中分析血管状态,而无须注入造影剂。这项新技术采集到的资料的可靠性需仔细评估,并与荧光素眼底血管造影的结果相对比,到目前为止这种方法已提供了重要的信息。荧光素眼底血管造影和吲哚青绿血管造影利用注入的造影剂观察视网膜和脉络膜血管,OCT血管成像则以血管内血流作为参照来显示血管。这项新技术可以用于一些视网膜疾病的诊断和随访。在这一章中将讨论糖尿病性视网膜病变的血流成像的特征。

■ 早期糖尿病性视网膜病变

OCT血管成像显示,糖尿病患者的视网膜毛细血管比正常健康人更加明显,即使没有明显的视网膜病变。黄斑中心凹无血管区比正常人增大(图9-1)。甚至在发生糖尿病性视网膜病变之前,已经存在黄斑毛细血管网的改变。

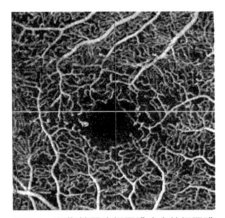

图9-1 早期糖尿病视网膜病变的视网膜

OCT血管成像示视网膜毛细血管比正常人更加明显。中心凹无血管区比正常增大,超过正常值500μm。一些毛细血管闭塞时,剩余的血管会增粗,因此我们看到孔隙更大更少的稀疏毛细血管网。图中可见一个视网膜微血管瘤

这些变化是因为当一些毛细血管闭塞时，剩余的血管会增粗，因此我们看到孔隙更大更少的稀疏毛细血管网。中心凹无血管区也增大，正常直径为500μm。当视网膜病变进一步发展，黄斑部毛细血管网将出现更显著的变化，比如毛细血管淤血，部分毛细血管退化及局部轻度扩张。深部血管丛很早就受到糖尿病性血管损伤的影响。

■ 背景型糖尿病性视网膜病变

背景型视网膜病变中，可见明显的毛细血管无灌注区，这与荧光素眼底血管造影中显示的无灌注区相似。但是OCT血管成像显示更多数量的毛细血管环和动-静脉吻合支（图9-2）。

在深部毛细血管丛，毛细血管网甚至更加稀少。通常稀疏的毛细血管网呈扇形。浅表血管网和深部血管网间的交通非常显著；这些在荧光素眼底血管造影中难以观察到。OCT血管成像使我们更方便地观察到动-静脉吻合支，特别是深部的吻合支和血管环。相比荧光素眼底血管造影，深部新生血管在OCT血管成像中更加清晰可见（图9-3）。可见极少的视网膜出血，表现为视网膜遮挡，这不如在荧光素眼底血管造影上明显。

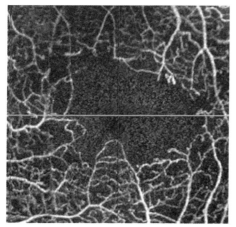

图9-2 背景型糖尿病性视网膜病变

背景型视网膜病变中，可见大片毛细血管无灌注区，这与荧光素眼底血管造影中显示的无灌注区相似。但是OCT血管成像显示更多数量的毛细血管环和动-静脉吻合支

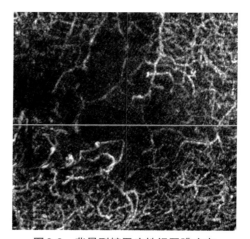

图9-3 背景型糖尿病性视网膜病变

在深部毛细血管丛，毛细血管变得更加稀少。浅表血管网和深部血管网间的连接非常显著。相比FFA，OCT血管成像显示较少的微血管瘤：可显示的是那些较大的、有残余的血流微血管瘤

相比FFA，OCT血管成像显示较少的微血管瘤：较大的有残余血流的微血管瘤可被发现，也可见毛细血管萎缩。

■ 进展期糖尿病性视网膜病变与视网膜缺血

对于视网膜局部缺血，OCT血管成像比荧光素眼底血管造影更加灵敏，因为没有渗漏导致的遮蔽效应。荧光素眼底血管造影不可见的细节部分也能被显示。

局部缺血区表现为大片毛细血管萎缩，在灰色背景下更加显著。在无灌注区内，毛细血管常常出现突然中断、分流或者和深层毛细血管网形成吻合支（图9-4和图9-5）。在OCT血管成像中，根据结构和血流改变，可以容易地识别出缺血区。新的软件将可以显示出无血流区。

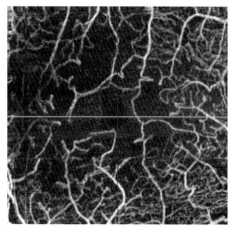

图9-4　进展期糖尿病性视网膜病变与视网膜缺血

对于视网膜缺血，OCT血管成像比荧光素眼底血管造影更加灵敏，因为没有渗漏导致的遮蔽效应。缺血区表现为稀疏的毛细血管网，在灰色背景下更加显著。无灌注区内的毛细血管常常出现分流，或者和深部毛细血管网形成吻合支

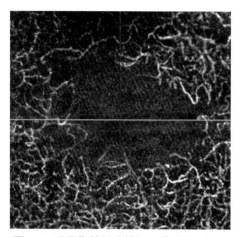

图9-5　进展期糖尿病性视网膜病变与视网膜缺血

在深部毛细血管丛水平，毛细血管网退化，更加稀疏。深部毛细血管出现分流现象，浅表的和深部的血管网相交通

■ 增生性糖尿病性视网膜病变

在糖尿病性视网膜病变中，缺血区自然进展，导致新生血管生成，在此之前，毛细血管分流已形成。荧光素眼底血管造影显示出新生血管环。但是荧光素眼底血管造影不能评估这些变化所在的层面，而只能显示二维的过程，如静脉扩张和新生毛细血管渗漏。

慢性缺血导致增生性糖尿病性视网膜病变，视网膜前和视盘前新生血管膜形成。早期新生血管可能被看成增厚的不规则毛细血管，可在视网膜表面或者视盘处

发生融合。在荧光素眼底血管造影中，致密的荧光素渗漏遮蔽了新生血管。OCT 血管成像检查使手术者能够对新生血管网的范围和形状做精确的评估，而没有荧光素渗漏的干扰。新生血管网的血流和形态可以清晰地被观察到（图 9-6）。OCT 血管成像可以在妊娠期检查，并可用于激光全视网膜光凝术后的疾病随访。

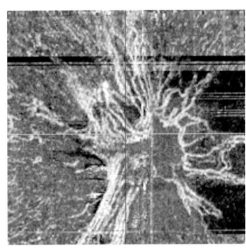

图 9-6　视盘前增生性视网膜病变

慢性缺血导致增生性糖尿病性视网膜病变，在此病例中，视盘前新生血管膜形成。荧光素眼底血管造影中，致密的荧光素渗漏遮蔽了新生血管。视网膜前和视盘前新生血管膜的 OCT 血管成像检查使手术者能够对血管网的范围和形状做出精确的评估，而没有荧光素渗漏干扰的问题。在这个年轻妊娠女性的病例，新生血管网的血流和形态可以被清晰地观察到，而是这荧光素眼底血管造影不能做到的。OCT 血管成像可在孕期检查，并可用作治疗后疾病的随访

第10章

糖尿病性视网膜病变的治疗

　　近年来，糖尿病性视网膜病变的治疗取得了重要的进展。玻璃体腔注射抗新生血管生成药物用于治疗增生性视网膜病变引起的黄斑水肿和虹膜红变取得了很好的疗效。但是，这种治疗效果只维持几个月。这些治疗能够减轻视网膜水肿，从而有利于激光治疗。抗新生血管生成药物的使用极大地改变了治疗的方式。

■ 糖尿病性视网膜病变的预防

　　通过为患者提供可靠的信息和充分的健康教育，超过50%的糖尿病性视网膜病变引起的失明可以避免，这对于成功预防糖尿病患者视力丧失是至关重要的。

　　加强对血糖水平的管理、保持微量胰岛素泵入的现代自动化血糖持续控制系统或者通过干细胞移植治疗糖尿病，能够大大减少糖尿病性视网膜病变并发症的发生。

　　专业人员使用经证实有效的技术来筛查眼部并发症，可以在早期阶段发现高危人群并预防视力丧失。将全国糖尿病患者进行网络登记，可以吸引所有有需要的公民来完成筛查，这有利于保证筛查的质量。

■ 糖尿病性视网膜视网膜病变的药物治疗

　　基于临床证据的推荐很少，但是很重要。

　　严格控制1型或者2型糖尿病患者的高血糖可以预防或延迟视网膜病变的进展。

　　控制好血压可以减慢2型糖尿病患者视网膜病变的进展，降低激光治疗和视力下降的可能性。

　　血管紧张素转化酶抑制药（ACEI）可降低糖尿病性视网膜病变进展的风险。

　　抗血小板治疗（阿司匹林）对中重度非增生性糖尿病性视网膜病变没有影响，糖尿病性视网膜病变患者没有使用禁忌。

■ 糖尿病性视网膜病变的激光治疗

传统激光

光凝用于眼科已超过60年，并在持续发展和改进中。在糖尿病性视网膜病变的众多治疗方法中，周边视网膜激光治疗是视网膜缺血的治疗首选。事实上，依据ETDRS指南，它可以终止血管生成刺激物释放，阻断糖尿病性视网膜病变的进程。在增生性糖尿病性视网膜病变中，全视网膜激光光凝可以使增生的新生血管退化。相反，对于已经存在视网膜牵拉的患者，激光是有损害的。在这些病例中，需要行玻璃体手术解除牵拉。

多点激光

近几年，随着多点激光的出现，激光治疗取得巨大突破。通过踩压踏板，可以释放既定数量的不同模式的脉冲。因此，现在通过踩压一次踏板，可以使既定量的脉冲同时释放，可半自动或全自动治疗，而不同于通过不断移动激光束来瞄准不同点的单点爆破。根据需要治疗的病变区域来确定光斑形态，脉冲的量和模式的形状是个体化的，并可提前设定好。

对术者和患者而言传统激光和多光斑激光的区别

相对于原来使用的激光，手术者必须去习惯一些不同的地方，但是学习曲线很短，新的激光很容易操作。

使用多点激光，手术者能够缩短治疗过程，因为一次脉冲能够打出4～25个激光斑。每次激光持续时间少于10min，而使用传统的激光需要15～20min。多点激光可以1次或者2次完成全视网膜光凝，而传统的需要分4次进行。这样，治疗的准确性和效率都得到提高。

脉冲的能量比传统激光要低，因此疼痛轻，炎症反应轻。脉冲更加均衡，激光斑间距整齐，输出能量稳定。脉冲是均匀一致的。可以根据具体情况对模式进行个性化调整以满足不同治疗方案。

激光发射很快，在一次脉冲中患者来不及转动眼睛；较长的模式持续半秒，但是9种作用模式实际上都是瞬间的，在发射中不会出现眼球转动。因此，总体而言，多点激光使眼科医师更容易操作，治疗变得快速、灵活和有效。

对于患者，好处是减轻或者是免除疼痛，降低术后视网膜水肿的发生，减少强光刺激，缩短治疗时间，视力恢复也更快。

■ 激光治疗的适应证及糖尿病性视网膜病变治疗的技术

激光治疗的适应证主要可以分为以下两类：

① 糖尿病性黄斑病变的黄斑水肿。我们观察到抗VEGF治疗被广泛用于黄斑水肿的治疗，常常联合或者代替后极部局灶光凝；激光斑可以是可见的，但是多数专家倾向于选择阈下能量的激光。

② 局部治疗或者黄斑格栅样光凝。同样，激光斑是可见的，但是多数专家倾向于选择阈下能量的激光。

视网膜缺血和增生性糖尿病性视网膜病变的治疗

在增生性糖尿病性视网膜病变中，全视网膜光凝是经典的治疗方法。在病情较轻的情况，可以使用总量2000点来完成全视网膜光凝，需分成2～3次实施。

目前，在多数进展期病例，可采用激光联合玻璃体腔内注射抗新生血管生成药物的联合治疗。这些联合治疗正被广泛地采用。事实上，玻璃体腔注射治疗的效果受时间限制，需要在3～6个月后重复注射。一般而言，激光治疗在玻璃体腔注射后5～15d后进行。这种联合治疗比单独激光治疗效果好。

糖尿病性视网膜病变后极部水肿的治疗

在治疗前，通过OCT和荧光素眼底血管造影检查仔细研究视网膜水肿的病例非常重要，需仔细评估水肿的大小和形态，并辨认出所有视网膜前膜。如果水肿部分是牵拉引起，激光治疗，哪怕是抗新生血管药物注射后的激光治疗都不是很有效，因此，更可取的是手术联合玻璃体腔抗新生血管生成药物注射和多点激光治疗。

局部水肿的病例，水肿区和其中央的视网膜内微血管异常可以用单脉冲或者2×2或者3×3矩形模式治疗。弥漫性后极部水肿者，可以依据"黄斑治疗"模式进行治疗。

更为严重的糖尿病性视网膜病变病例，有时囊样水肿所致视网膜增厚超过400～800μm。对于这些情况，建议联合治疗，抗新生血管药物注射后，视网膜水肿消退后再行激光治疗，通常在注射后的10～20d。实际上，如果没有及时行激光治疗，抗新生血管药物注射的效果只能维持2～3个月。

现在，许多作者更倾向选择非常轻的阈下能量治疗。

■ 激光治疗的并发症

　　传统的激光治疗，特别是全视网膜光凝，很少产生不良反应，如视网膜水肿、向心性视野缩小、"扇形"视野缺损和夜盲症。后极部传统激光治疗最严重的并发症是瘢痕扩大，可导致中心视力丧失和视网膜下纤维化。

　　多点激光的效果与传统的激光光凝相近，激光斑几乎不可见，甚至是阈下能量激光点，损伤更小，持续期更短。实际上，这对色素上皮的热损伤更轻，炎症反应也更轻。OCT研究也证实激光光凝的作用止于外层视网膜，不损伤视网膜神经纤维。

　　使用几乎不可见的脉冲或者是阈下能量脉冲可以取得极好的长期效果。阈下治疗的直接和晚期并发症比传统激光更轻。

■ 手术治疗

　　近几年，糖尿病性视网膜病变的手术治疗取得了重大进展。除了玻璃体手术，还有玻璃体腔各种药物注射及缓释药物眼内植入。

■ 抗新生血管生成药物治疗

　　玻璃体腔注射抗新生血管生成药物对于增生性糖尿病性视网膜病变黄斑水肿和虹膜红变有显著的效果，但这些良好效果是暂时的。最近，又出现了肾上腺糖皮质激素缓释剂眼内植入物。

　　必须再次声明的是，玻璃体腔内注药是手术操作，因为它意味着穿入眼球内。这需要和其他眼科手术一样对待，在预防和抗感染措施下完成。至关重要的是预防一些可能累及眼球的并发症（如白内障、出血、视网膜裂孔及视网膜脱离），预防可能具有功能丧失和眼球丧失风险的严重眼球感染。通过玻璃体腔注射一些常见药物（抗VEGF）来治疗的病例中，已有报道的常见严重并发症有脑出血、脑缺血和脑梗死等。

　　玻璃体腔注射不可以在办公室内操作。为了使眼内炎发生的风险降到最低，这一过程必须在配置有适合眼内手术物品的手术室内进行，如医院、日间手术室，或非医院内的治疗室。事实上，玻璃体腔内注射抗新生血管生成药物和眼内植入肾上腺糖皮质激素眼缓释剂是可以进行的，但必须始终牢记，玻璃体腔药物注射是手术操作，意味着要刺破眼球。

通过玻璃体腔注射的抗新生血管生成药物治疗

尽管抗VEGF抗体也被广泛用于与糖尿病性视网膜病变相关的其他情况，如新生血管性青光眼，但它们在黄斑水肿中的应用被广泛研究，最近其中一些药物已经被批准代替后极部局部激光治疗。

用于糖尿病性视网膜病变的抗VEGF分子中，涉及的药品如下：

· 哌加他尼（Macugen；OSI Eyetech，Inc.，锡达诺尔斯，新泽西）针对$VEGF_{165}$的有选择性共价适体。

· 雷珠单抗（Lucentis；Genentech，Inc.，南圣弗朗西斯科，加州），人源化单克隆抗体，分子质量48kDa，对所有VEGF亚型均有抑制作用。

· 贝伐单抗（Avastin；Genentech，Inc.，南圣弗朗西斯科，加州），重组人源化单克隆抗体，分子质量149kDa，对所有VEGF亚型有抑制作用。

· 阿柏西普（Eylea，VEGF Trap-Eye；Regeneron Pharmaceuticals，Inc.，Tarrytown，纽约，Bayer healthcare Pharmaceuticals，柏林，德国），是一种重组融合蛋白，由与VEGF相结合的VEGF受体1、2的部分区域及IgG_1的Fc片段共同组成，分子质量115kDa。

· 联合疗法（Macugen+局部或播散激光模式；Lucentis+局部或播散激光模式；Avastin+曲安奈德等）。

眼内植入物

玻璃体腔注射的糖皮质激素包括游离形式的（曲安奈德）和缓释剂植入物（氟轻松醋酸酯、缓释地塞米松），因其强抗炎作用被用于糖尿病性黄斑水肿的患者。尽管玻璃体腔使用肾上腺皮质激素具有较强的抗炎作用，但在长期随访中，它们的使用受到限制，因为其带来的不良反应较多，尤其是白内障、高眼压和眼内炎的风险。

■ 玻璃体切除术

玻璃体视网膜胶质增生产生的牵拉导致视网膜脱离，最初是局限性的，然后扩大，并在血管弓处呈环形隆起，最后导致不完全性、直至完全性视网膜脱离。目前，玻璃体手术联合抗新生血管药物、巩膜扣带术和眼内光凝能够挽救许多患眼。许多手术医师发现，术前使用抗VEGF单克隆抗体（术前最多3～5d）很有效，可以减少术中出血，并使纤维组织膜容易被剥除。